MÉMOIRE

SUR L'ACTION THÉRAPEUTIQUE

DE L'EAU SULFUREUSE ET IODÉE

D'ALLEVARD

PRÈS GRENOBLE (ISÈRE),

DANS LES AFFECTIONS CHRONIQUES DE LA POITRINE
ET PRINCIPALEMENT DANS LA PHTHISIE.

Recherches Physiologiques et Chimiques

SUR

LA COMPOSITION DE L'AIR DES CABINETS DE BAINS, DE DOUCHES, ET
DES SALLES D'INHALATION DE VAPEURS SULFUREUSES ET DE GAZ
SULFHYDRIQUE DE L'ÉTABLISSEMENT THERMAL D'ALLEVARD,

PAR

Le Docteur NIEPCE,

Médecin-Inspecteur de l'Établissement thermal d'Allevard, lauréat de l'Institut (Académie
des Sciences) et de l'Académie impériale de Médecine, chevalier de l'ordre de
Saint-Grégoire-le-Grand, membre de plusieurs Sociétés savantes.

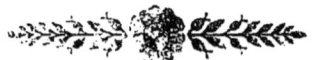

MACON,
IMPRIMERIE D'ÉMILE PROTAT.

1855.

INTRODUCTION.

Dans mon rapport sur la saison thermale de 1852, je me suis longuement étendu sur deux considérations très-importantes dans le traitement des eaux minérales employées à leur source même, suivant qu'on les envisage comme moyen prophylactique ou comme moyen curatif.

Dans ce nouveau travail, je ne dirai que quelques mots sur le premier moyen ; mais je consacrerai toutes mes recherches pour le second, et je démontrerai, par des faits bien observés, quelle est l'importance et l'efficacité des eaux d'Allevard comme moyen curatif dans les affections chroniques des voies respiratoires et des muqueuses en général.

Je décrirai toutes mes recherches physiologiques et chimiques sur la composition de l'air des cabinets de bains, de douches, des salles d'inhalation et sur l'action des vapeurs sulfureuses et gazeuses de cette eau, pénétrant dans l'organisme par la muqueuse pulmonaire au moyen de leur inhalation dans les salles de vapeurs appelées *vaporarium*, ou dans la salle d'inhalation dont l'atmosphère purement gazeuse est formée par le gaz acide sulfhydrique. Je terminerai ce travail par mes recherches sur la composition de l'air expiré, du sang, des sueurs, des urines des malades qui suivent ce traitement, et j'étudierai les effets physiologiques et thérapeutiques de ces vapeurs sur nos organes et les différents appareils fonctionnels.

PROPRIÉTÉS THÉRAPEUTIQUES

DE

L'EAU SULFUREUSE ET IODÉE

D'ALLEVARD (ISÈRE),

DANS LES MALADIES CHRONIQUES DE LA POITRINE.

Il y a peu d'années encore, des praticiens très-expérimentés doutaient de la puissance médicatrice des eaux minérales. Leurs doutes, leurs préventions tenaient à ce que beaucoup de médecins des eaux généralisaient trop la vertu curative de leurs sources minérales. Heureusement que les études cliniques consciencieuses, les travaux sérieux de quelques médecins sont venus démontrer que, si les eaux minérales offraient quelque utilité comme moyen prophylactique, il était évident qu'elles avaient de véritables propriétés curatives dans certaines affections chroniques. Ils ont dirigé tous leurs efforts dans ce but, que leur spécificité était limitée. Ce n'est qu'à l'apparition de ces nouvelles recherches cliniques, appuyées sur des faits positifs, que les préventions se sont effacées et que la science hydrologique a pris le rang qu'elle mérite.

L'expérience a démontré qu'il était plus avantageux, pour les médecins autant que pour les malades, de déterminer d'une manière précise les affections auxquelles les sources s'adressent et les conditions spéciales de leur emploi ; car mieux vaut une vertu assurée dans un petit nombre de cas, qu'une action incertaine dans beaucoup de maladies.

Il est donc du devoir de tout médecin des eaux de faciliter, dans chaque cas spécial, le choix d'ailleurs si important de la source minérale qui convient. Indiquer avec netteté et précision comment chaque source minérale se comporte, en présence des divers états morbides auxquels, d'après les faits cliniques bien observés, d'après l'analyse chimique des principes minéralisateurs, on doit supposer que cette eau s'adresse : établir les cas où elle est d'une efficacité bien marquée, ceux où elle n'exerce aucune action, enfin ceux où elle a été nuisible ; voilà quelle est la tâche du médecin des eaux, qui doit considérer les sources minérales comme des agents thérapeutiques composés, à la connaissance desquels on ne saurait arriver que par l'expérimentation. Quant aux déductions, elles doivent être toutes basées sur les phénomènes physiologiques et les faits cliniques bien observés.

De même que certains moyens thérapeutiques présentent une tendance d'action plus déterminée pour une seule forme morbide, tels que l'iode, le mercure, le quinquina, etc., de même aussi les thermes d'Allevard possèdent une action spéciale contre les affections *catarrhales chroniques*, sans toutefois que leurs propriétés curatives se bornent complétement à cette classe de maladies, car ils trouvent encore leur emploi avantageux dans quelques autres formes morbides.

Quand on compare les analyses des Eaux-Bonnes et celles d'Allevard, on n'est pas étonné de voir ces deux sources minérales produire les mêmes effets physiologiques. De même que les eaux de Bonnes sont tout à fait différentes par leur composition chimique de toutes les eaux sulfureuses des Pyrénées, de même les eaux d'Allevard diffèrent complétement de toutes les eaux minérales des Alpes. Il semble que la nature ait voulu être peu prodigue de ces sources si précieuses dans une maladie si fréquente et si rebelle aux agents thérapeutiques. Si l'expérience, l'observation clinique, n'avaient pas, par des faits si nombreux, si positifs, démontré les propriétés curatives des eaux d'Allevard dans les affections chroniques de la poitrine, la comparaison seule de la température, de la composition chimique presque identiques de ces deux eaux minérales, tels que les travaux analytiques des chimistes l'ont démontré, suffirait pour faire voir que leurs effets doivent être les mêmes.

Les eaux d'Allevard, de même que les Eaux-Bonnes, exigent, dans leur emploi sous forme de boissons, les mêmes ménagements et ne doivent être prescrites en commençant qu'à de faibles doses, qu'on augmente progressivement en en surveillant tous les effets. Prises au début d'un rhume, d'une affection catarrhale, on doit les considérer comme une très-bonne tisane béchique, faisant rapidement avorter l'affection. Cette action n'est-elle pas la même que celle qu'attribuait Bordeu aux Eaux-Bonnes, qui les comparait à l'eau de mauve ?

Ainsi, sous forme de boisson, les eaux d'Allevard ont une action semblable aux Eaux-Bonnes, et donnent lieu aux mêmes phénomènes physiologiques ; mais ce qui établit la supériorité des eaux d'Allevard, c'est que leur abondance est telle qu'on peut les administrer en bains, en douches de toutes espèces, et sous la double forme d'inhalation de vapeurs sulfureuses chaudes ou tièdes et sous la forme purement gazeuse, permettant d'agir non-seulement sur la muqueuse digestive, mais encore sur toute la surface cutanée et sur toute la muqueuse pulmonaire. Tandis que le faible volume de la source de Bonnes ne permet que l'usage de la boisson.

Les deux analyses qui suivent parlent assez d'elles-mêmes et indiquent suffisamment que deux eaux si semblables dans leur composition chimique, dans leur température, doivent avoir les mêmes actions thérapeutiques, produire les mêmes résultats, et l'observation clinique, juge impartial et si compétent, a prouvé par des faits nombreux l'identique action de ces deux sources si précieuses pour l'humanité.

ANALYSES DES EAUX-BONNES ET D'ALLEVARD.

M. O. HENRY.		M. SAVOYE.	
EAUX-BONNES.		EAU D'ALLEVARD.	
Gaz acide sulfhydrique.	0,0055	Gaz sulfhydrique.	0,052
— acide carbonique.	0,0064	— carbonique.	0,022
Azote.	traces	Azote.	traces
Carbonate de chaux.	0,0048	Carbonate de chaux.	0,034
Chlorure de sodium.	0,3423	— de magnésie	0,018
— de magnésium.	0,0044	Chlorure de sodium.	0,334
— de potassium.	traces	— de magnésium	0,068
Sulfate de chaux.	0,1180	Sulfate d'alumine.	traces
Silice et oxyde de fer.	0,0160	— de magnésie.	0,065
Matières organiques.	traces	— de chaux.	0,053
Iode.	traces	— de soude.	0,021
		Silice et oxyde de fer.	traces
		Iode.	0,006
Total.	0,6045	Total.	0,668
Température.	27°	Température.	24°,2

Les eaux sulfureuses d'Allevard agissent dans les affections chroniques des voies respiratoires et de la surface cutanée et comme *excitantes* et comme *altérantes*, double action résultant de la présence dans ces eaux du gaz sulfhydrique, de l'iode et des autres principes fixes de cette eau minérale. « La prin-
» cipale force médicatrice des eaux, a dit avec raison le savant
» rapporteur, M. Patissier, dans son remarquable travail sur

» les eaux minérales, réside dans l'excitation qu'elles pro-
» voquent dans tout l'organisme, excitation vivifiante qui
» s'étend aux liquides comme aux solides, et dont l'effet se
» produit particulièrement sur l'organe malade d'après cette
» loi de notre économie qui veut que tout modificateur aille
» de préférence aboutir à l'organe souffrant ou à l'organe
» relativement plus faible. Il résulte généralement de cette
» stimulation un mouvement fébrile qui, modéré, est souvent
» favorable; il fait passer momentanément à l'état aigu les
» maladies chroniques et, en réveillant les mouvements orga-
» niques frappés d'inertie, il facilite le dégorgement des vais-
» seaux qui sont le siége d'une congestion passive. »

Le traitement par l'eau sulfureuse d'Allevard doit avoir pour effet de déterminer, de développer une excitation générale dans tout l'organisme, s'étendant aux solides comme aux liquides, et dont l'effet doit se faire plus spécialement sentir sur l'organe malade, en observant avec la plus grande attention qu'il faut tenir compte des conditions morbides, de la période de la maladie, de l'âge et du tempérament du malade, si l'on ne veut pas s'exposer à de graves mécomptes.

Cette théorie de l'excitation est séduisante et exige que l'on s'entende sur la valeur qu'on doit attribuer à ce mot. Ainsi, *l'excitation thermale* doit être considérée comme un moyen propre à augmenter l'énergie vitale des organes, à faciliter l'accomplissement des fonctions : une stimulation générale de l'organisme, sous l'influence de laquelle la guérison d'une multitude d'affections liées à un état d'asthénie bien prononcée peut être obtenue. C'est ainsi que, le plus ordinairement, agissent les eaux minérales; mais cette *excitation douce*, insensible des organes, diffère essentiellement de cette manière d'agir plus brusque, plus énergique, que l'on désigne ordinairement sous le nom d'*excitation*.

A Allevard, cette excitation se manifeste peu à peu, par un surcroît d'activité des organes sécréteurs, tels que l'abondance des sueurs, par l'apparition à la peau d'éruptions de formes variées, auxquelles on a donné le nom de *poussée*, et qui est véritablement l'indice le plus certain d'une heureuse excitation générale, signe précurseur d'une puissante modification imprimée à l'organisme tout entier. C'est alors aussi que commence à se faire sentir l'action altérante des principes minéralisateurs de cette eau, qui doit se continuer encore après que le malade a fini son traitement, et qui amène l'amélioration consécutive au traitement thermal.

Les eaux d'Allevard ont donc évidemment deux actions : l'une *stimulante*, réveillant les forces déprimées par les mala-

dies chroniques, et l'autre *altérante*, agissant chimiquement par un travail lent et qui, quoique peu sensible, tend à rétablir l'équilibre dans les liquides altérés ; et c'est au soufre, à l'iode, etc., que l'on doit attribuer ces deux effets physiologiques et chimiques. « Ces eaux sulfureuses, a dit M. Patissier,
» agissent par la boisson, les bains et l'inhalation, princi-
» palement sur deux vastes surfaces : sur la muqueuse
» gastro-intestinale, la muqueuse pulmonaire et sur tout
» l'appareil tégumentaire. Elles excitent ces deux membranes
» qui, à leur tour, réagissent sur les autres organes liés avec
» elles par de nombreuses sympathies, activent leurs fonc-
» tions et modifient leur vitalité. Elles produisent dans l'éco-
» nomie une transmutation intime ; elles retrempent, en
» quelque sorte, le corps malade. »

L'effet salutaire des eaux d'Allevard n'est pas toujours immédiat. Il arrive souvent qu'il se produit avec lenteur, et que la guérison n'est complète que longtemps après qu'on en a cessé l'emploi. N'est-il pas évident qu'une maladie qui affecte l'organisme tout entier, ou même qui n'est que locale, mais qui est sous la dépendance d'un dérangement de l'ensemble des fonctions, ne cédera qu'après le retour de ces dernières à l'état normal ? retour qui ne s'effectue ordinairement qu'avec lenteur.

L'étude de l'action thérapeutique des eaux minérales présente donc des difficultés très-compliquées, et mérite, de la part du médecin des eaux, la plus sérieuse attention ; car, s'il en demande la solution seule à la chimie, elle ne lui donnera que des données insuffisantes ; s'il veut s'en tenir seulement à l'observation des faits, il tombera dans l'empirisme.

Quoi qu'il en soit, M. Patissier a dit avec raison, en parlant de l'action que les éléments actifs des eaux minérales exercent sur l'économie : « que ces divers principes agissent,
» mêlés, combinés, tels que la nature les a réunis, et de leur
» action réciproque doit nécessairement résulter une action
» médicatrice différente de celle que chacun possède dans son
» état distinct et isolé. »

COMPOSITION CHIMIQUE DE L'AIR DES CABINETS DE BAINS, DE DOUCHES, DES SALLES D'INHALATION DE VAPEURS (VAPORARIUM) ET DE LA SALLE D'INHALATION GAZEUSE FROIDE D'ALLEVARD.

Les médecins qui se sont occupés de l'étude des eaux sulfureuses n'ont pas suffisamment dirigé leur attention sur la composition de l'atmosphère dans laquelle respirent les malades qui prennent des bains d'étuves, des douches, et qui séjournent dans les salles de vapeurs sulfureuses.

L'action des émanations sulfureuses n'a pourtant pas été méconnue par tous les médecins. Le professeur Lallemand l'a surtout signalée à l'attention de ses confrères comme un moyen thérapeutique dont on pourrait tirer un parti avantageux. Dans un des comptes-rendus de l'Académie des Sciences, ce savant praticien a publié la note suivante, que je crois devoir rapporter :

« Tout le monde sait que les eaux hydro-sulfureuses sont
» d'un puissant secours contre toutes les affections anciennes
» des poumons. On connaît, en particulier, la réputation des
» Eaux-Bonnes contre tous les cas de cette nature. Mais
» comment les emploie-t-on en général? En bains ; surtout en
» boissons. Les Eaux-Bonnes ne s'appliquent que sous cette
» forme, à cause du petit volume de la source. Si les eaux
» sulfureuses sont si utiles contre les affections pulmonaires
» chroniques, appliquées surtout à la peau ou introduites
» dans les organes digestifs, de quelle efficacité ne doivent-
» elles pas jouir, lorsqu'elles sont mises en contact immédiat
» avec les tissus mêmes qui sont malades, lorsqu'elles pénè-
» trent, en un mot, dans les dernières ramifications des
» vésicules aériennes? Tous les praticiens ont senti l'impor-
» tance de cette action directe, immédiate, et plusieurs ont
» imaginé divers moyens de faire respirer aux malades de
» l'air chargé de principes médicamenteux. J'ai imaginé de
» faire vivre, en quelque sorte, ces malades dans l'atmosphère
» même des eaux sulfureuses, en leur réservant un immense
» local, dans lequel la vapeur, arrivant par en bas et
» s'échappant par en haut, entretient la température de 18 à
» 20 degrés centigrades environ, température qu'on peut,
» au reste, faire varier à volonté, ainsi que la quantité de
» vapeur en circulation.

» Dans le principe, on n'y reste qu'une heure ou deux,
» matin et soir ; mais on s'y habitue bientôt, de manière à y
» rester douze heures par jour, sans la moindre incommodité.
» Sans être médecin, on peut facilement imaginer quelle
» puissante influence une médication aussi directe, aussi
» permanente, peut exercer sur les organes affectés. Elle est
» telle, que, dès les premiers jours, les malades en éprouvent
» un effet sensible.

» En ce moment, il y a, dans l'établissement du Vernet,
» plusieurs phthisiques qui sont guéris depuis deux ou trois
» ans et qui y reviennent passer les plus mauvais jours de
» l'hiver, dans la crainte de quelque rechute. Plusieurs ont

» quitté Pise ou Naples, pour revenir se plonger dans les
» vapeurs qui leur ont été salutaires. Notez bien que je parle
» ici de phthisies tuberculeuses parfaitement constatées par
» l'auscultation ; de phthisies accompagnées de sueurs noc-
» turnes, de diarrhée colliquative ; enfin, de tous les symp-
» tômes qui accompagnent la dernière période de cette terrible
» maladie, dont le nom seul paraît un arrêt de mort.

» C'est donc une révolution à introduire dans la thérapeu-
» tique de ces affections, non-seulement quant à l'époque de
» l'administration des eaux sulfureuses, mais encore quant
» au mode de leur emploi, puisqu'il s'agit de les faire pénétrer
» jusqu'aux tissus altérés, comme on applique un topique
» sur un mal extérieur, et cela pendant des journées entières,
» s'il le faut, etc. »

Il résulte évidemment de ces réflexions du savant professeur que l'on doit attacher une grande importance à l'action que les vapeurs sulfureuses exercent sur l'organisme.

De même que l'établissement thermal du Vernet, celui d'Allevard, pourvu d'une source sulfureuse très-abondante, renfermant par litre 34 centimètres cubes de gaz acide sulfhydrique libre, pouvait posséder des salles d'inhalation de vapeurs sulfureuses ; aussi me suis-je empressé d'en faire établir dès l'année 1849. De plus, comme cette eau est très-riche en principes gazeux, ainsi que le démontre son analyse, il m'a été facile de recueillir ces gaz qui se dégagent de la source à gros bouillons et de les amener dans une salle d'inhalation dont la température est semblable à celle de l'air extérieur. De là, la création, à l'établissement thermal d'Allevard, de deux espèces de salles d'inhalation.

Dans l'une, l'atmosphère est saturée de vapeurs sulfureuses tièdes ou chaudes, à volonté, semblable à celle du Vernet ; dans l'autre, l'atmosphère est froide et purement gazeuse.

Ces deux espèces de salles d'inhalation ont des applications thérapeutiques différentes, suivant les affections morbides, ainsi que l'expérience me l'a démontré.

Les salles d'aspiration de vapeurs sulfureuses sont indiquées dans les cas de catarrhes bronchiques sans expectoration, accompagnés de toux sèche et pénible, dans la phthisie au premier degré, dans l'asthme sec, dans les laryngites et les angines chroniques, tandis que la salle d'inhalation gazeuse froide est employée dans les catarrhes avec expectoration abondante, la phthisie au deuxième degré, dans l'asthme humide ; toutes les fois, enfin, que l'affection est accompagnée d'une sécrétion abondante.

Les observations qui seront rapportées plus loin en seront la preuve convaincante.

La présence du soufre en nature, à l'état de gaz sulfhydrique, de l'iode dans l'atmosphère des cabinets de bains, de douches et des salles d'inhalation, se démontre facilement, ainsi que je l'avais indiqué dans mon rapport médical de 1852, et que l'a annoncé M. Patissier dans son rapport général sur les services des établissements thermaux de cette année.

Il suffit de suspendre dans ces salles une feuille d'argent, de cuivre ou de plomb, bien décapée, pour qu'elle noircisse à l'instant même, et de faire passer un courant de cet air dans un appareil-laveur, contenant une solution de sels d'argent ou de plomb, pour obtenir promptement un précipité de sulfure métallique facile à recueillir et à peser.

L'atmosphère des cabinets de douches, des étuves, des vaporariums ou salles d'inhalation de vapeurs, est formée par les vapeurs de l'eau minérale chauffée, comme à l'établissement du Mont-d'Or, dans deux vastes chaudières destinées à fournir la vapeur nécessaire pour chauffer l'eau minérale contenue dans les deux réservoirs, de 1,200 hectolitres de capacité chacun, construits en pierre de taille, hermétiquement fermés et possédant des flotteurs en bois qui s'opposent au contact de l'air avec l'eau minérale et en préviennent l'altération. Une autre précaution très-importante est prise, c'est celle de maintenir ces réservoirs toujours pleins. L'eau minérale y est chauffée par la vapeur qui provient des chaudières et qui circule dans des serpentins placés dans les réservoirs. Cette atmosphère contient encore les gaz qui se dégagent naturellement de l'eau, les principes fixes entraînés avec la vapeur et les vapeurs d'iode de l'eau minérale.

AIR DES CABINETS DE BAINS.

L'eau minérale d'Allevard devant ses principales propriétés curatives à l'acide sulfhydrique qu'elle contient en si grande abondance, on conçoit facilement que l'air des cabinets de bains doit contenir une proportion très-considérable de ce gaz, et l'expérience suivante en est la preuve. Il suffit d'exposer à cette atmosphère une pièce de monnaie d'argent, pour qu'elle prenne aussitôt une coloration brune d'abord, puis noirâtre de sulfure d'argent. Il suffit également de faire passer cet air dans des solutions de sels de plomb, d'argent, de cuivre, de bismuth ou d'étain, pour qu'elles soient brunies à l'instant et donnent lieu à un précipité métallique, qui peut être facilement recueilli et pesé.

On comprend donc qu'un malade qui est plongé dans un bain de cette eau absorbe non-seulement par la peau, mais encore par toute la surface de la muqueuse bronchique, une quantité considérable de principes sulfureux.

Ces cabinets contiennent encore, outre le gaz sulfhydrique, de très-petits cristaux de soufre qui se déposent sur certains points des parois des cabinets, et dont la présence explique que l'acide sulfhydrique est décomposé par l'oxigène de l'air ; qu'il se forme ainsi de l'eau, du soufre qui se dépose et de l'acide sulfurique.

La quantité d'acide sulfhydrique, dans l'atmosphère des cabinets de bains, varie suivant que la ventilation est plus ou moins bien faite, après que chaque malade est sorti de son bain, qu'il y reste plus longtemps et qu'il renouvelle plus et moins l'eau de son bain.

Pour savoir quelle pouvait être la quantité d'acide sulfhydrique qui pouvait être répandue dans l'atmosphère des cabinets de bains, j'ai lavé à différentes reprises, dans des tubes laveurs contenant des solutions de sels de plomb ou d'argent, 320 litres d'air, qui m'ont donné une moyenne de 4 à 5 centimètres cubes de ce gaz. Or, ces 320 litres d'air représentant la quantité d'air qu'un homme fait passer dans ses poumons dans une heure, il s'ensuit que la muqueuse bronchique absorbe, en moyenne, de 4 à 5 centimètres cubes d'acide sulfhydrique, pendant la durée d'un bain d'une heure.

On verra, un peu plus loin, que l'air des cabinets de douches, des salles d'inhalation, renferme une quantité plus considérable de principes sulfureux que celui des cabinets de bains. Mais, s'il est vrai que ces derniers en contiennent moins, ils présentent ainsi une gradation très-heureuse par laquelle on fait passer les malades pour les acclimater à cette puissante médication, en accoutumant peu à peu leurs poumons à l'action de l'acide sulfhydrique, qui agit comme topique d'abord, puis, après son absorption, devient un modificateur de tout l'organisme, en déterminant une véritable action altérante sur tous les liquides et les solides de l'organisme.

Ici se présente une importante question à résoudre, c'est de savoir ce que devient dans les poumons ce gaz sulfhydrique qui y pénètre avec l'air atmosphérique. Pour cela, j'ai pris un tube laveur dans lequel j'avais introduit de l'eau distillée, dans laquelle j'avais ajouté deux gouttes d'une solution concentrée d'acétate de plomb ; puis je suis entré successivement dans un cabinet de bains, dans un cabinet de douches, dans une des salles d'inhalation de vapeurs et dans la salle d'aspiration gazeuse froide. J'ai séjourné pendant deux heures dans chaque local, en faisant passer le produit de chaque expiration dans la solution renfermée dans mon tube laveur. Bien que, pendant chaque expérience, j'aie fait passer dans mes poumons chaque fois 640 litres d'air environ, il ne s'est point produit de trouble dans le précipité ; preuve évidente que tout le soufre était absorbé. Lorsque nous parlerons de la composition de l'air expiré, des sueurs, des urines, etc., nous verrons ce que devient ce soufre absorbé.

Comme l'atmosphère des cabinets de bains ne renferme pas une quantité suffisante d'acide sulfhydrique, chaque malade passe dans la journée une ou plusieurs heures, soit dans les salles d'inhalation de vapeurs, soit dans la salle d'aspiration gazeuse, suivant l'indication de la maladie pour laquelle il fait un traitement thermal. En sortant du bain, le malade passe ordinairement dans un cabinet de douches qu'il reçoit principalement sur les extrémités inférieures. Dans ce cas, le liquide à 45 degrés agit sur les extrémités comme un puissant dérivatif. Pendant toute la durée de cette douche, le malade est ainsi plongé dans une atmosphère de vapeurs sulfureuses plus ou moins chaudes, qui en fait pénétrer une certaine quantité dans toutes les ramifications des bronches.

AIR DES CABINETS DE DOUCHES.

Nous venons de voir que l'air des cabinets de bains contenait une certaine quantité de gaz acide sulfhydrique, et que son renouvellement, à la sortie du bain de chaque malade, s'opposait à une plus grande accumulation de ce gaz. Dans les cabinets de douches, où coule constamment une très-grande quantité d'eau sulfureuse, où se dégagent beaucoup de vapeurs sulfureuses, l'atmosphère doit nécessairement en contenir beaucoup plus, et l'on comprend l'importance de rechercher avec soin quelle doit être sa composition chimique, qui expliquera les si beaux résultats que retirent les malades de ce puissant moyen des douches qui agissent et comme dérivatif sur les extrémités inférieures, sur toute la surface cutanée, et comme moyen curatif, par l'inhalation des principes contenus dans cette atmosphère.

Cette analyse a été faite pendant le service des douches, au moyen de l'appareil imaginé par M. Chatin de l'Académie de médecine, pour ses recherches de l'iode dans l'air atmosphérique, et qui consiste en un système de pompe aspirante et foulante qui force l'air à passer par des tubes laveurs de Liebig, munis de boules dans lesquelles j'avais introduit une solution d'acétate de plomb ou d'azotate d'argent. En même temps que je faisais fonctionner cet appareil, j'en avais construit un second fort simple, consistant en un vase de bois d'un hectolitre de capacité, auquel j'avais adapté deux séries indépendantes de tubes laveurs contenant l'un une solution d'acétate de plomb, l'autre une solution d'azotate d'argent. Le vase étant rempli d'eau ordinaire et placé en dehors du cabinet de douches, ainsi que l'autre appareil, j'ouvris un petit robinet adapté à sa partie la plus inférieure, et, à mesure que le liquide s'écoulait, l'air y pénétrait en traversant les tubes laveurs communiquant à l'intérieur du cabinet par un petit tube de verre traversant la porte du cabinet. Une autre petite ouverture donnait aussi passage au tube du premier appareil. On voit que ces appareils fort simples remplissaient très-bien le rôle d'aspirateurs.

Pour doser le soufre, j'ai employé deux réactifs, l'acétate de plomb et l'azotate d'argent, en n'employant, pour obtenir un sulfure métallique pur, que deux gouttes de ces réactifs, et, pour savoir si les vapeurs pouvaient entraîner avec elles quelques-uns des principes minéralisateurs de l'eau, j'ai fait un lavage de 300 litres de cet air dans une solution d'azotate d'argent ammoniacal, qui non-seulement a précipité le soufre à l'état de sulfure d'argent, mais encore a donné lieu à un précipité terreux qui s'est mélangé au sulfure.

En versant sur ce précipité de l'acide acétique étendu d'eau, la plus grande partie du précipité s'est dissout avec effervescence, et, au moyen de l'oxalate d'ammoniaque, il a été facile de reconnaître la présence de l'oxalate de chaux, et avec le phosphate d'ammoniaque, versé dans le liquide après que l'oxalate de cette base ne le troublait plus, il a été facile de reconnaître la magnésie.

Je constatai également la présence du chlorure d'argent, que l'excès d'ammoniaque du réactif ne suffisait pas pour redissoudre entièrement. Après avoir lavé, à plusieurs reprises, le précipité par l'ammoniaque concentré privé d'eau, et reconnu que cet ammoniaque ne donnait plus lieu à un trouble, au moyen de l'acide azotique, j'ai considéré alors le sulfure comme très-pur.

Un individu auquel on administre une douche dont la durée moyenne est de 20 minutes, fait passer dans ses poumons environ 106 litres d'air, en admettant, d'après M. Dumas, qu'un homme adulte introduit environ 1/3 de litre dans ses poumons à chaque inspiration, et qu'il en fait 16 par minute. Or, 106 litres d'air du cabinet de douches ont donné 0,0478 de sulfure de plomb, équivalent à 0,00678 représentant 4^{cc},393 d'acide sulfhydrique.

Dans une autre expérience, faite en lavant 500 litres d'air du cabinet de douches dans une solution d'azotate d'argent ammoniacal, le précipité de sulfure d'argent a été lavé par de l'acide acétique étendu d'eau jusqu'à ce que tous les carbonates terreux, qui s'étaient précipités avec le sulfure métallique, aient été entièrement dissous; puis, traité par l'ammoniaque étendu, et ensuite par de l'ammoniaque à 22°, jusqu'à ce que la liqueur de lavage soit restée bien claire, même en la saturant par l'acide azotique, j'ai obtenu un sulfure d'argent très-pur qui, convenablement desséché, a pesé 0,239 milligrammes représentant 0,0408 équivalent à 21^{cc},180 d'acide sulfhydrique.

L'eau minérale d'Allevard contenant des carbonates de chaux et de magnésie, des chlorures de sodium, de magnésium et d'aluminium, des sulfates de magnésie, de soude et d'alumine, il était important de rechercher si les vapeurs provenant de cette eau, portée à l'ébullition, et celles qui se dégagent de l'eau minérale employée à donner les douches, contenaient quelques-uns de ces sels minéralisateurs et leur quantité. J'ai lavé 500 litres de cet air des douches dans un appareil contenant une solution d'azotate d'argent ammoniacal. Le précipité de sulfure d'argent contenant ces sels a été lavé avec de l'acide acétique étendu, ce qui a donné lieu à une très-faible effervescence. La liqueur filtrée, essayée par l'oxalate d'ammoniaque, a donné un léger précipité en quantité trop minime pour être pesée; indice de carbonate de chaux. Débarrassée du carbonate de chaux, cette liqueur a donné un léger précipité floconneux en y ajoutant un peu de phosphate d'ammoniaque, indice du carbonate de magnésie en quantité trop faible pour être déterminée.

En versant dans cette liqueur, dépouillée des carbonates, soit de l'azotate de baryte, soit du chlorure de baryum, j'obtins de suite un précipité peu abondant, insoluble dans l'acide azotique, indiquant la présence de sulfates. Soumise sur le porte-objet du microscope, une goutte de cette eau de lavage, avant d'y avoir ajouté du chlorure de baryum, desséchée au contact de l'air, faisait apercevoir au microscope quelques petits cristaux ayant l'aspect de feuilles de fougère, caractère positif de la cristallisation du sulfate de soude. En faisant concentrer ce liquide, au moment où il était réduit à un très-petit volume, une goutte placée sous le microscope laissa voir de très-légers flocons formés d'aiguilles entrecroisées, très-fines, de sulfate de chaux.

En ajoutant à l'eau de lavage, privée complètement du soufre et des carbonates, un peu d'azotate d'argent en dissolution, il s'est formé un précipité de chlorure argentique, soluble dans l'ammoniaque et insoluble dans l'acide azotique.

Ce précipité indiquant la présence de chlorures était en trop petite quantité pour permettre la recherche des différents chlorures dont il était composé. Seulement, en faisant concentrer cette eau de lavage, sans y avoir ajouté de l'azotate d'argent, et en plaçant une goutte de cette eau sur le porte-objet du microscope, il était aisé de reconnaître dans la trace saline résultant de la dessiccation spontanée de cette goutte, de très-petits cubes de chlorure de sodium.

Pour déterminer la proportion d'oxygène contenu dans l'air des cabinets de douches, j'ai employé les deux procédés suivants : le premier, au moyen d'un petit morceau de phosphore très-pur sur un certain volume d'air, en agissant de la manière suivante : une petite cloche recourbée a été remplie d'eau, puis j'y ai introduit 100 parties d'air et 2 décigrammes de phosphore récemment préparé, placés dans la partie courbe de la cloche. J'ai chauffé doucement jusqu'à ce que le phosphore se soit enflammé. J'ai laissé refroidir l'appareil et j'ai mesuré le résidu qui m'a donné : oxygène 19,61. En faisant abstraction de la vapeur d'eau et de l'acide carbonique, et en ramenant les volumes à la température de zéro et à $0^m,76$ de pression, l'azote a été de 80, 39, l'oxygène de 19, 61.

Le second procédé a consisté en plusieurs analyses faites avec l'eudiomètre qui m'a donné : oxygène 19,27
$$\text{azote} \quad 80,73$$
$$\overline{100,00}$$
pour la moyenne de quatre expériences. Cette différence entre les quantités d'oxygène doit être attribuée à ce que ces essais eudiométriques ont été faits après que 13 douches avaient été données dans ce cabinet et que l'atmosphère n'en avait pas été renouvelée. La première expérience avait été faite après la 5e douche.

La température intérieure du cabinet de douches était de. 27,05
La température de l'air extérieur était de 15,65

Cette analyse démontre que le malade qui respire dans ces cabinets de douches fait passer dans ses poumons, dans l'espace d'une demi-heure, 160 litres d'air. Si cet air était normal, il contiendrait 33 litres 28 d'oxygène, mais l'air du cabinet de douches ne contenant environ que 19,50 pour cent d'oxygène, représentant la moyenne de 19,61 et 19,27 de mes expériences, et en tenant compte de la dilatation de l'air chaud 27,05 du cabinet et de la température extérieure de 15,65, les 160 litres d'air à 27° ne contiennent plus que 30 litres 05 d'oxygène; c'est donc 3 litres 23 d'oxygène en moins qui, dans l'espace d'une demi-heure, pénètrent dans les poumons du malade.

Les expériences de M. Magendie sur le sang, ayant démontré que l'acide sulfhydrique était un des agents qui s'opposait le plus à l'hématose, il est évident que ce principe joue un rôle très-important dans les affections chroniques de la poitrine ; et lorsque nous traiterons de son action et des phénomènes physiologiques de ce gaz sur le sang, et qui, en se combinant avec les sels qu'il contient, passe, sous l'influence de l'oxygénation pulmonaire, à l'état de sulfate et de sulfite de soude, état sous lequel on le trouve dans les urines, nous constaterons et nous démontrerons la puissance de la médication de l'inhalation de l'air chargé de vapeurs sulfureuses et des principes fixes de l'eau minérale.

Il résulte de l'analyse de l'air des cabinets de douches que leur atmosphère renferme, par 500 litres :

Pour 500 litres....... acide sulfhydrique.... 21^{cc},18

Pour 100 parties... { oxygène 19,27
{ azote................ 80,73

acide carbonique, quantité notable obtenu en lavant l'air dans l'eau de chaux, et provenant de l'eau minérale.

Par 500 litres d'air. { carbonate de chaux.... traces.
— de magnésie. id.
sulfate de soude...... id.
— de magnésie... id.
— d'alumine.... id.
chlorure de sodium... id.
vapeurs d'iode........ quantité notable.

La composition chimique de cet air explique les résultats résolutifs qu'en obtiennent les malades atteints d'affections chroniques des voies respiratoires, même dans la phthisie, car l'acide sulfhydrique, les sulfates de soude exercent une action fluidifiante sur les matières mucoïdes, albuminoïdes, et sur le sang. Ces principes ont une action spéciale sur les globules du sang auxquelles ils conservent leurs propriétés et leurs formes, et dont ils reconstituent l'élément globulaire si souvent altéré dans les affections chroniques des poumons, ainsi que nous le verrons plus loin, lorsque nous parlerons de l'action physiologique de ces principes.

AIR DES VAPORARIUM OU SALLES D'INHALATION DE VAPEURS SULFUREUSES D'ALLEVARD.

Les salles d'inhalation de vapeurs de l'établissement thermal d'Allevard consistent en deux grandes salles voûtées, suffisamment éclairées et autour desquelles règnent plusieurs gradins en bois sur lesquels les malades sont assis. Ils se placent ainsi sur ces gradins, disposés en amphithéâtre tout autour des salles. Quand on y fait parvenir de la vapeur, elle s'établit par couches de plus en plus chaudes de bas en haut, en sorte qu'il peut exister entre les couches inférieures et les supérieures des différences notables. L'établissement du Mont-d'Or doit au vaporarium, parfaitement construit, qu'il possède, la majeure partie des bons résultats qu'y trouvent les malades, et celui d'Allevard doit la réputation qu'il a acquise à ses salles d'aspirations si bien disposées, et dont l'atmosphère renferme des moyens curatifs si puissants dans les affections chroniques des voies respiratoires.

L'atmosphère de ces salles est suffisamment riche en acide sulfhydrique, pour qu'il soit très-facile, non-seulement d'y constater l'existence de ce gaz, mais encore d'en déterminer la quantité. En effet, l'eau d'Allevard, si riche en principes gazeux, verse dans l'air de ces salles une grande quantité d'acide sulfhydrique dont une partie, décomposée par l'oxygène de l'air, donne lieu à un dépôt de soufre sous forme de cristaux, d'une ténuité extrême, qui pénètre dans les poumons à chaque inspiration. Dans ces salles, la quantité du principe sulfureux répandue dans l'air est telle qu'une pièce de monnaie d'argent prend de suite une teinte brune de sulfure d'argent. Une minute suffit pour que ce phénomène se produise. Après cinq minutes, la coloration est presque noire.

Un malade, placé au milieu de cette atmosphère, y respire un air dilaté, chaud, lui fournissant à chaque inspiration moins d'oxygène que l'air extérieur, du gaz acide carbonique, du gaz sulfhydrique, du soufre extrêmement divisé, disséminé dans cette atmosphère de vapeurs provenant de la décomposition de l'acide sulfhydrique par l'oxygène et des vapeurs d'iode, les divers principes salins contenus dans l'eau minérale qui pénètrent ainsi continuellement dans les organes respiratoires pendant le séjour plus ou moins prolongé du malade dans ce milieu.

On conçoit aisément que, pendant que les malades séjournent dans ces salles, les vapeurs composées qui s'y trouvent associées momentanément à un air chaud, dont l'oxygène est appauvri, activent les fonctions de la peau et stimulent doucement les fonctions des poumons, pendant toute la durée du séjour des malades dans cette atmosphère.

Comme le séjour des malades dans ces salles d'inhalation est ordinairement assez long, j'ai recherché avec soin quelle était la composition chimique de l'air de ces salles, soit avant que les malades y soient entrés, alors que cet air ne contient encore aucune des émanations miasmatiques animales qui peuvent le souiller après le séjour prolongé de plusieurs malades, soit après qu'ils y ont séjourné plusieurs heures.

On verra alors que les miasmes qui se développent du corps des malades, qui respirent à la fois et en grand nombre l'air de ces vaporarium, et dont l'analyse a démontré la présence dans ces salles d'inhalation, m'a conduit à en renouveler fréquemment l'air par une ventilation rapide, faite toutes les heures avant d'y laisser rentrer les malades qui, pendant cette ventilation, passent dans un autre vaporarium communiquant avec celui duquel ils sortent et dont la température est identiquement la même.

Après une ventilation rapide, la salle d'inhalation a été remplie de vapeurs sulfureuses. La température intérieure était de 26° 50, celle de l'air extérieur de 17°. J'ai lavé dans mes tubes laveurs 320 litres d'air, qu'un individu fait passer en moyenne dans ses poumons pendant une heure.

Les boules des tubes contenaient de l'eau distillée dans laquelle j'avais ajouté deux gouttes d'une solution saturée d'acétate de plomb. J'ai obtenu un précipité de sulfure de plomb très-pur.

Les expériences faites sur la composition de l'atmosphère des cabinets de douches, y ayant démontré la présence de quelques-uns des sels de l'eau minérale, j'ai répété ces mêmes recherches afin de savoir si je les retrouverai dans l'air des salles d'inhalation. Pour cela, j'ai lavé 320 litres d'air dans une solution contenant huit gouttes d'azotate d'argent ammoniacal. Il se forma d'abord un précipité brun formé de sulfure d'argent; puis, plus tard, le précipité devint d'un gris foncé, contenant, outre le sulfure d'argent, des carbonates, des sulfates et des chlorures de ce métal. En ajoutant de l'acide acétique étendu d'eau, une partie du précipité s'est dissout avec effervescence. L'oxalate d'ammoniaque y décela la présence d'une très-petite quantité de carbonate de chaux. Lorsque l'oxalate ne donna plus lieu à aucun trouble, le phosphate d'ammoniaque fit précipiter quelques traces de magnésie.

En versant dans le liquide, débarrassé des carbonates, un peu de chlorure de baryum, il y eut un léger précipité indiquant la présence des sulfates, et l'azotate d'argent y démontra aussi celle des chlorures. Mais ces précipités étant trop faibles pour être pesés, j'ai eu recours à un autre procédé qui m'a permis de faire une analyse quantitative. De plus, après la saison thermale, j'ai lavé dans mon appareil laveur 4,000 litres d'air qui m'ont donné à peu près les mêmes résultats.

J'ai pris un globe de verre très-alongé servant à recouvrir un vase de fleurs artificielles. Après en avoir bien lavé la surface extérieure et l'avoir convenablement essuyée, je remplis de glace ce globe ouvert par en haut et je le suspendis au deux tiers de la hauteur de la salle d'inhalation. La vapeur, se condensant sur les parois extérieurs de l'appareil, coulait sous forme de gouttelettes qui, après s'être réunies à la partie la plus déclive, tombaient dans un entonnoir de verre qui conduisait cette eau de condensation dans un récépient en verre. Je recueillis, par ce moyen, plusieurs litres de cette eau de condensation.

Un litre de cette eau, essayée avec deux gouttes de solution saturée d'azotate d'argent, donna un précipité de sulfure d'argent. La solution d'oxalate d'ammoniaque y forma un précipité léger d'oxalate de chaux. Le liquide a été filtré et, comme l'oxalate d'ammoniaque ne déterminait aucun trouble, le phosphate de cette base démontra la présence de quelques petits flocons de magnésie.

Le chlorure de baryum donna lieu à la formation d'un précipité insoluble dans l'acide azotique. L'azotate d'argent fournit un précipité de chlorure argentique.

EXAMEN AU MICROSCOPE.

En examinant au microscope les petits grains formant une petite couche à la surface de l'eau de deux litres de ces vapeurs condensées, au moment où elle allait bouillir, je reconnus que chacun était formé d'un assemblage de petits cristaux prismatiques, caractère microscopique du carbonate de chaux quand il cristallise dans l'eau.

La trace saline, résultant de la dessiccation au contact de l'air de quelques gouttes de cette eau concentrée, fit reconnaître au microscope une légère cristallisation en feuilles de fougère, caractère du sulfate de soude, une autre cristallisation formée de petits cubes indiquant le chlorure de sodium.

Un instant avant l'évaporation complète du liquide, en mettant sur le porte-objet du microscope une goutte de cette eau, il fut facile d'apercevoir de très-petits flocons formés d'aiguilles entre-croisées et nageant à la surface, caractères du sulfate de chaux, lorsqu'il cristallise dans les eaux où il est en dissolution.

Le liquide contenait, en outre, des cristaux longs, déliés et aiguillés, d'une couleur un peu ambrée, indiquant des cristaux de soufre.

RECHERCHES DES GAZ DANS L'AIR DES SALLES D'INHALATION (VAPORARIUM) DE L'OXIGÈNE, ETC.

La salle d'inhalation, étant remplie de vapeurs, j'ai lavé dans mes tubes laveurs 320 litres d'air, quantité moyenne qu'un individu fait passer dans ses poumons pendant l'espace d'une heure.

La température intérieure de la salle était de 27°.
La température extérieure de la salle de 16°,60.

Ces 320 litres, lavés dans une solution d'acétate de plomb, préparée avec quelques gouttes d'une solution saturée de ce réactif, ont donné 0,198 de sulfure de plomb représentant 0,0281 d'acide sulfhydrique équivalant à $18^{cc},198$ de ce gaz.

Ainsi, un malade, qui séjourne pendant une heure dans cette salle, fait passer dans ses poumons $18^{cc},198$ de gaz sulfhydrique, outre les petits cristaux de soufre entraînés avec les vapeurs.

Pour connaître la quantité d'acide carbonique contenue dans cet air, j'ai lavé 320 litres dans de l'eau de baryte qui m'a donné 23,06 centicubes d'acide carbonique ramené à 0,76 de pression.

En répétant les expériences eudiométriques, faites de la même manière que dans le chapitre précédent, et celles au moyen du phosphore, 100 parties de cet air ont donné 19,35 d'oxygène et 80,65 d'azote.

Ce qui indique que la proportion d'oxygène est sensiblement diminuée dans l'air de ces salles d'inhalation; et d'ailleurs, comme j'ai constaté que leur température intérieure était de 26,50 près de 27° au-dessus de zéro, et en tenant compte de la dilatation de l'air intérieur et de la température extérieure de 17° au-dessus de zéro, on voit que ces 320 litres d'air à 27° ne représentent que 307 litres 8 d'air à 17°, et ces $307^l,8$ contiennent seulement $60^l,5$ d'oxygène.

En effet, d'après les recherches de M. Dumas, l'air normal, contenant, sur 100 parties, 20,80 d'oxygène, 79,20 d'azote, 320 litres d'air pur doivent contenir $66^l,56$ d'oxygène; mais l'air des salles d'aspiration, ne contenant que 19,35 d'oxygène, les 320 litres d'air de ces salles ne renferment plus que $62^l,30$ d'oxygène; ce qui fait $4^l,26$ d'oxygène de moins qui passent dans les poumons d'un malade dans une heure.

RECHERCHES DE L'IODE.

Pour démontrer la présence de l'iode dans cet air, il suffit d'en laver un certain nombre de litres dans de l'eau distillée dans laquelle on a ajouté un gramme de carbonate de potasse privée d'iode, provenant du tartre. Après le lavage de l'air, on fait évaporer le liquide à siccité ; on épuise le résidu par l'alcool bouillant après l'avoir calciné ; puis on fait évaporer le liquide alcoolique jusqu'à siccité, et l'on reprend ensuite le produit de cette évaporation par quelques gouttes d'eau distillée ; on obtient ainsi un liquide que l'on fractionne en petites parties et dans lesquelles il est facile de constater la présence de l'iode, soit à l'aide de l'amidon avec l'acide sulfurique, l'acide azotique ou les sels de palladium.

Si l'on n'a pas le soin d'ajouter de la potasse en commençant l'opération, il est impossible de reconnaître la présence de l'iode qui se dégage avec les vapeurs de l'eau.

Une autre expérience permet de reconnaître facilement la présence de l'iode dans l'atmosphère des salles d'inhalation : il suffit d'y suspendre une feuille amidonnée, pour qu'elle prenne une teinte azurée.

Ces vapeurs d'iode sont complétement absorbées par les poumons et portées de là dans le torrent circulatoire ; ce qui le prouve, c'est que si l'on fait passer l'air expiré par un malade dans un tube laveur contenant de l'eau distillée tenant en dissolution du carbonate de potasse pur, quelque prolongée que soit l'expérience, il est impossible de retrouver la moindre trace d'iode dans la solution, preuve évidente que ce principe a été complétement absorbé.

Il est certain qu'une atmosphère pareille, contenant un si grand nombre de principes actifs, doit avoir une action puissante sur les organes inspirateurs. En effet, la faculté absorbante de la muqueuse pulmonaire n'est-elle pas plus active que celle du tube digestif ? et, comme le dit si bien M. Patissier dans son remarquable rapport à l'Académie, « on ne peut
» admettre la moindre parité entre les effets d'un médicament
» réduit en vapeur et mis en contact avec les conduits
» aériens et ceux du même agent solide ou liquide ingéré
» dans l'estomac. Les vapeurs agissent d'abord topiquement
» sur la membrane muqueuse des voies aériennes ; puis,
» absorbées et portées dans le torrent de la circulation, elles
» exercent sur nos humeurs une action spéciale qui varie
» suivant leurs principes constituants. Ce nouveau mode

» d'administration des eaux ne peut qu'influer avantageuse-
» ment sur la thérapeutique thermale dont elle agrandit les
» procédés ; c'est une voie nouvelle et facile, ajoutée à la
» boisson et aux bains, pour faire pénétrer dans l'économie
» les principes *altérants* des sources minérales. »

Lorsque nous traiterons des effets physiologiques et thérapeutiques des vapeurs de ces salles d'inhalation, nous entrerons dans de longs détails sur l'air expiré, le sang, les urines, les sueurs des malades et les effets de ces vapeurs sur nos organes et les divers appareils fonctionnels. Mais, auparavant, nous allons rechercher, dans l'eau de condensation de ces vapeurs, quelle est la nature exacte des sels minéraux qu'elles entraînent avec elles.

RECHERCHES DES MATIÈRES ANIMALES MIASMATIQUES PROVENANT DU SÉJOUR DES MALADES DANS LES SALLES D'INHALATION, QUI SONT MÉLANGÉES AUX VAPEURS DE CETTE ATMOSPHÈRE.

Au moyen de l'appareil réfrigérant, j'ai recueilli une grande quantité d'eau de condensation des vapeurs sulfureuses des salles d'inhalation, en ayant soin que la température intérieure restât la même. Plusieurs jours ont été nécessaires pour obtenir la quantité que je voulais avoir.

J'ai fait évaporer 5 litres de cette eau de condensation, après en avoir précipité tout le soufre avec l'acétate de plomb et séparé le sulfure obtenu. Cette évaporation a été faite successivement dans une capsule de porcelaine de trois litres de capacité, sur un feu très-doux et avec toutes les précautions convenables. Lorsque tout le liquide a été réduit à un demi-litre, j'ai transvasé le restant, ainsi que tout le précipité obtenu, dans une petite capsule de porcelaine, après avoir enlevé par le grattage et par le lavage tout ce qui adhérait à la grande capsule.

Je continuai l'évaporation au bain-marie, pour que l'opération marchât lentement et que le liquide n'atteignît pas le degré de l'ébullition. Le résidu obtenu, après avoir été desséché, était sous forme pulvérulente.

Je traitai ensuite ce résidu plusieurs fois par de l'éther sulfurique rectifié, en agissant de la manière suivante :

J'introduisis le résidu dans un petit ballon à large ouverture, dans lequel j'ajoutai de l'éther. Après 24 heures, pendant lesquelles j'avais eu le soin d'agiter souvent le contenu du ballon, je décantai l'éther dont l'aspect était légèrement teint en jaune. Je répétai cette opération plusieurs fois, jusqu'à ce qu'une certaine quantité de cet éther ne donnât lieu à aucun précipité, même après l'avoir fait bouillir, pour qu'il puisse dissoudre tout ce qui du résidu était soluble dans ce liquide bouillant.

Après cette opération, je mis dans une petite cornue de verre tout l'éther qui avait été en contact avec mon précipité, puis je le distillai sur un feu très-doux. A mesure de sa concentration, l'éther a pris une teinte plus jaune. Réduit à huit grammes environ, l'éther fut mis dans une petite capsule en porcelaine et évaporé à siccité. Ce résidu de couleur brune, fortement chauffé, laissa dégager une odeur ammoniacale, qui disparut après une calcination complète, en laissant des traces de charbon.

Si la glairine était soluble dans l'éther, j'aurais pu penser que cette substance, entraînée avec les vapeurs, aurait pu donner lieu à cette odeur ammoniacale ; mais, comme elle est insoluble dans ce liquide, le résidu peut être considéré comme le produit des émanations animales, véritables miasmes, qui se dégagent soit de la respiration, soit des autres organes des malades, pendant leur séjour dans ces salles d'inhalation, ce qui indique la nécessité absolue de renouveler toutes les heures, ainsi que je le fais, l'atmosphère des salles d'inhalation de vapeurs.

Ce qui prouve que ce résidu est dû à la présence des émanations animales des malades, c'est que toutes les fois que j'ai recueilli de l'eau de condensation, lorsqu'il n'y avait personne dans les salles, je n'ai pu reconnaître aucune odeur ammoniacale dans le résidu éthéré, et que plus le nombre des malades avait été grand dans les salles d'inhalation et leur séjour prolongé, plus le résidu était abondant et l'odeur pénétrante et caractéristique.

Une autre expérience est venue me confirmer dans cette opinion. J'ai conservé pendant plusieurs mois, dans trois vases en verre blanc bien bouchés, trois demi-litres de cette eau de condensation, et dans trois autres la même quantité d'eau minérale. Au bout d'un mois, j'examinai l'eau d'un des flacons d'eau condensée ; elle répandait une odeur légèrement nauséeuse, et avait laissé déposer quelques petits filaments blanchâtres. Elle avait perdu sa limpidité et était un peu trouble. Ces filaments, examinés au microscope, avaient l'apparence des produits mucoïdes ; on y voyait quelques infusoirs. Ils ne présentaient aucun des caractères microscopiques de la sulfuraire ou de la glairine.

Ayant fait évaporer cette eau et traité le résidu par l'éther, et en chauffant le résidu obtenu après l'évaporation de l'éther, il s'en dégagea une odeur ammoniacale fétide très-sensible.

Au bout d'un mois, l'eau d'un des flacons remplis d'eau minérale était limpide, sans odeur. Elle contenait un assez gros flocon noirâtre nageant dans le liquide. Placée sur le porte-objet du microscope, une très-petite portion de ce corps flottant se présenta sous la forme de très-petits flocons ayant, en certains points, l'apparence du peroxyde de fer hydraté. Ils étaient enveloppés d'une matière gélatiniforme, translucide, ayant les caractères de la glairine. En d'autres points, ils avaient l'apparence et la coloration du sulfure de fer. En effet, une goutte d'acide azotique étendue, mise sur le flocon noir, cette coloration, due à la transformation du fer contenu dans l'eau minérale à l'état de peroxyde par l'action de l'air, était passée à l'état de sulfure, en réagissant sur l'acide sulfhydrique de l'eau du flacon, disparut promptement et annonça la dissolution de ce sulfure par l'acide.

Le microscope démontra que la partie non dissoute était gélatineuse, d'un blanc grisâtre, et ne contenait plus que la glairine débarrassée du sulfure de fer.

Les flocons ou filaments déposés dans l'eau de condensation ne présentèrent pas ces caractères.

L'eau minérale conservée, évaporée à siccité, donna lieu à un résidu qui, traité comme celui du résidu de l'eau de condensation, présenta une coloration très-jaune, noircissant et se transformant en charbon par la chaleur. Ce résidu, chauffé, laissa dégager une odeur que l'on peut comparer à celle du bouillon gras. Ce résidu s'est dissout en partie dans l'eau et l'azotate d'argent, en produisant un précipité blanc qui prit une teinte rougeâtre, différente de celle du chlorure d'argent exposé à la lumière solaire, et assez semblable à celle que donne l'acide crénique.

L'eau de condensation, traitée de la même manière, n'a pas offert ces phénomènes.

Examinés au microscope, les filaments de l'eau de condensation présentaient les caractères d'une matière organique simple, homogène, formés de particules transparentes sans mouvement, et sur laquelle j'aperçus des débris d'animalcules rotifères et hydatides.

Les filaments formant les flocons déposés dans le flacon de l'eau minérale conservée étaient formés, en grande partie, par une substance amorphe et par de petits granules de forme ronde. Il était facile de voir que ce n'était point une matière organique simple, homogène, mais une substance composée de particules transparentes, espèce de produit mucoïde. On y voyait un certain nombre de sporules globuleuses, ovoïdes, très-petites, renfermées dans la substance muqueuse qui semble leur servir d'aliment et de demeure. Cette substance organique muqueuse, d'un aspect très-différent de celui de la matière organique de l'eau de condensation, outre les sporules, contenait encore des particules de fer que je n'ai pas reconnues dans les filaments de l'eau de condensation. Elle avait donc tous les caractères de la glairine.

Les expériences suivantes démontrent encore la différence des produits floconneux de l'eau minérale et de l'eau de condensation :

Dix gouttes d'acide sulfurique dans un verre d'eau minérale donnent lieu, au bout de dix jours, à la formation de flocons blanchâtres au fond du verre et plus petits à la surface.

Dix gouttes de ce même acide, versées dans un demi-litre d'eau de condensation, ne donnent lieu à aucun développement de flocons glaireux.

Vingt gouttes d'acide chlorhydrique dans une verrée d'eau minérale donnent lieu, après 36 heures, à la formation de flocons glaireux, tandis que la même quantité de cet acide, mise dans l'eau de condensation, ne détermine aucun flocon.

Même résultat avec l'acide azotique.

Au bout de trois mois, le flacon contenant l'eau de condensation dégagea une odeur fétide, nauséabonde. Le liquide était trouble et contenait des flocons blanchâtres qui s'étaient déposés au fond du vase. Le flacon contenant l'eau minérale, conservée de la même manière et dans les mêmes conditions, contenait, à la surface du liquide, un flocon glaireux, noir, et ne répandit aucune odeur appréciable en l'ouvrant.

Après six mois, le troisième flacon d'eau condensée ayant été ouvert, il s'en dégagea une odeur de vieux fromage très-fétide. Le liquide était trouble. Une goutte de cette eau, mise sous le microscope, renfermait un grand nombre d'infusoires. L'eau minérale du troisième flacon ne répandit aucune odeur. Sa limpidité était parfaite. Il y avait, à la surface de l'eau, un flocon glaireux, noir, et, au fond du vase, quelques flocons blanchâtres de glairine.

Toutes ces expériences démontrent évidemment que l'atmosphère des salles d'inhalation de vapeurs contient des matières organiques animales en suspension, provenant soit de l'expiration des malades, soit de leurs crachats, de leurs transpirations, soit enfin de leurs sécrétions ; que l'air de ces salles serait promptement vicié et par conséquent nuisible si le séjour des malades y était trop prolongé ; que la quantité d'oxygène y diminuerait rapidement, par suite de sa combinaison avec l'acide sulfhydrique, et qu'il est, dès lors, très important de renouveler fréquemment cet air. Aussi, comme je l'ai déjà dit plus haut, je fais passer les malades dans une autre salle d'inhalation communiquant entre elles, et contenant les mêmes vapeurs et au même degré de température, aussitôt qu'ils ont passé une heure dans la première. Dès qu'ils sont sortis, on renouvelle l'air par une bonne ventilation. Cette mesure hygiénique permet de retirer de l'usage de ces salles d'inhalation d'excellents résultats.

RECHERCHES DES SELS MINÉRAUX.

J'ai précipité tout le soufre à l'état de sulfure de plomb qui pouvait exister dans dix litres d'eau de condensation de vapeurs sulfureuses de la salle d'inhalation. J'ai fait évaporer avec soin tout le liquide, et j'ai recueilli le précipité. Pendant l'évaporation, j'avais eu la précaution de remuer continuellement le liquide avec une spatule, afin d'empêcher, autant que possible, les sels précipités de s'attacher aux parois de la capsule. Lorsque le liquide a été complétement évaporé, j'ai exposé la capsule pendant trois heures à une chaleur de 100 degrés, en la plaçant dans un vase plein d'eau bouillante. Ainsi desséché, le précipité a été traité par l'éther très-pur, qui est resté en contact avec le précipité pendant 48 heures. La même opération a été continuée jusqu'à ce qu'une certaine quantité de cette menstrue évaporée ne laissât aucun résidu. Après avoir ainsi enlevé avec l'éther toutes les substances solubles dans ce liquide, j'ai fait dessécher le résidu à 100 degrés.

Je l'ai traité à plusieurs reprises par 500 grammes d'eau distillée, afin de dissoudre tous les sels solubles dans l'eau. Cette opération a été répétée jusqu'à ce que l'eau de lavage n'ait plus donné lieu à un précipité par l'oxalate d'ammoniaque, le chlorure de baryum et l'azotate d'argent.

Cette dissolution étant mise de côté, j'ai desséché le résidu insoluble pendant trois heures. Ainsi dépouillé des principes solubles, son poids a été de 0 gramme 005 milligrammes. Ce précipité représentait le poids des carbonates de chaux de magnésie et la silice.

RECHERCHES DES CARBONATES.

Pour obtenir le poids de tous les carbonates, j'ai traité ce résidu insoluble par de l'acide sulfurique étendu convenablement, aussi longtemps que cet acide a déterminé de l'effervescence, et jusqu'à ce que l'eau de lavage acidulée ne précipitât plus par l'oxalate d'ammoniaque. Après avoir mis de côté cette dissolution, j'ai repris le résidu qui n'avait pas été attaqué par l'acide sulfurique, je l'ai fait fondre avec un fragment de potasse à l'alcool, et j'ai ajouté de l'eau distillée; puis j'ai versé dans le liquide quelques gouttes d'acide chlorhydrique jusqu'à ce que le papier de tournesol ait pris une teinte rouge. Le liquide obtenu étant évaporé à siccité, et le résidu traité par l'eau distillée, a donné un produit insoluble formé de silice, mais en trop faible quantité pour être pesée.

J'ai repris tout le liquide de lavage provenant de l'action de l'acide sulfurique étendu sur le résidu insoluble dans l'eau distillée, contenant les sulfates de chaux et de magnésie obtenus des carbonates de ces bases décomposées par l'acide sulfurique, et je l'ai fait évaporer sur un feu doux.

Pendant cette opération, le sulfate de chaux s'est déposé peu à peu. Quand le liquide a été réduit à 100 grammes environ, je l'ai filtré, et le sulfate de chaux a été retenu par le filtre. J'ai continué l'évaporation de ces 100 grammes de liquide jusqu'à ce qu'il fût réduit à 20 grammes environ. L'addition d'un peu d'alcool a facilité la précipitation d'une nouvelle quantité de sulfate de chaux. J'ai répété la même opération jusqu'à ce que le liquide ne contînt plus de ce sulfate, ce qui fut facile à reconnaître en ajoutant quelques gouttes d'une solution d'oxalate d'ammoniaque. J'ai ensuite ajouté un léger excès de carbonate de potasse, et j'ai fait bouillir; il s'est formé aussitôt, par une double décomposition, du carbonate de magnésie insoluble qui s'est précipité, et du sulfate de potasse qui est resté en dissolution.

Après avoir filtré et opéré le lavage du carbonate de magnésie convenablement, je l'ai fait dessécher pendant deux heures à la température de 100 degrés; j'ai obtenu son poids : carbonate de magnésie, $0^{gr}.002$.

Pour avoir le poids du carbonate de chaux, il aurait suffi d'ajouter celui de la silice et celui du carbonate de magnésie, et de soustraire ce poids total de celui du résidu insoluble dans l'eau que j'avais déjà obtenu, et la différence aurait donné le poids du carbonate de chaux; mais, comme le poids de la silice n'a pu être déterminé, il a suffi de retrancher celui du carbonate de magnésie.

Ainsi : Résidu insoluble dans l'eau. $0^{gr}\,005$

    Dont on doit soustraire :

        Silice.................... quantité indéterminable.
        Carbonate de magnésie.... $0^{gr}\,002$

        Reste, carbonate de chaux. $0^{gr}\,003$

Au lieu de convertir les carbonates en sulfates, j'aurais pu précipiter le carbonate de chaux au moyen de l'oxalate d'ammoniaque; puis, lorsque ce réactif n'aurait plus donné lieu à un trouble, j'aurais pu précipiter la magnésie avec le phosphate d'ammoniaque; mais, comme il reste ordinairement, dans la plupart des cas, une petite quantité de chaux associée à la magnésie, quelle que soit la manière qu'on fasse le précipité, j'ai donné la préférence au procédé que j'ai mis en usage, puisque l'acide sulfurique forme, par la décomposition des deux carbonates, deux sulfates dont la solubilité est très-différente, et qui, par conséquent, en facilite beaucoup la séparation.

RECHERCHES DES SULFATES.

J'ai soumis à une douce évaporation tout le liquide contenant les sels solubles. Le sulfate de chaux s'est précipité au fur et à mesure de la concentration du liquide. Lorsque la quantité du liquide a eu notablement diminué, je l'ai filtré, et j'ai fait évaporer de nouveau, ce qui a fait précipiter une nouvelle quantité de sulfate de chaux. J'ai répété cette opération jusqu'à ce qu'il ne se déposât plus de ce sel. Le liquide étant alors considérablement réduit, j'ajoutai un peu d'alcool, ce qui donna lieu à un nouveau précipité. J'ai recommencé cette opération jusqu'à ce qu'il ne se formât plus de dépôt de sulfate de chaux. La quantité de sulfate déposé sur le filtre n'étant pas assez grande pour pouvoir être réunie, je l'ai desséchée à 100 degrés avec le filtre, et, en défalquant le poids connu du filtre, j'ai obtenu le poids du sulfate qui a été de :
sulfate de chaux, 0^{gr} 003.

L'analyse qualificative ayant démontré la présence de sulfates et de chlorures, il était indispensable de les séparer, afin de rechercher la quantité de chaque base unie, soit à l'acide chlorhydrique, soit à l'acide sulfurique. Pour cela, j'ai traité le résidu par huit fois son poids d'alcool rectifié, puis j'ai filtré le liquide et je l'ai distillé dans une petite cornue de verre jusqu'à ce qu'il n'en restât que quelques gouttes avec le résidu.

L'alcool ainsi obtenu a été remis avec le résidu, puis distillé de nouveau, et j'ai continué de cette manière jusqu'à ce que l'alcool, mis en contact avec le résidu, ne précipitât plus par l'azotate d'argent. Il a fallu répéter huit fois l'opération pour dépouiller complètement le résidu de toutes traces de chlorure. Pendant cette opération, j'ai eu le soin d'enlever le chlorure de sodium qui se déposait au fond de la cornue, en lavant avec un peu d'eau distillée, de mettre cette eau de lavage dans un flacon, et de bien laver et dessécher la cornue avant d'y remettre l'alcool chargé de chlorures. A chaque distillation nouvelle, il a fallu ajouter une nouvelle petite quantité d'alcool.

Le résidu obtenu en traitant le produit de l'évaporation par l'alcool était formé par des sulfates. Pour obtenir la proportion de chacun des sulfates, j'ai dissous ce résidu dans de l'eau distillée, de manière à avoir 900 grammes de solution que j'ai partagés en trois parties égales. L'une devait servir à rechercher la quantité exacte de l'acide sulfurique des sulfates; l'autre la quantité de magnésie, et par conséquent le sulfate de cette base; enfin, la troisième fut consacrée à la recherche du sulfate d'alumine.

Pour déterminer l'acide sulfurique, j'ai versé, dans les 300 grammes formant une des trois parties, du chlorure de baryum jusqu'à ce qu'il n'y eût plus de précipité dans cette liqueur, puis j'ai mis sur le précipité un peu d'acide azotique pour m'assurer de sa pureté, et je l'ai lavé ensuite à l'eau distillée jusqu'à ce que la liqueur de lavage fût très-pure. Enfin, j'ai chauffé le précipité jusqu'au rouge dans un creuset de platine, ce qui a donné le poids du sulfate de baryte. Mais comme le sulfate de baryte est composé de : baryte. 65 63 ⎫ 100,
acide sulfurique. 34 37 ⎭
le calcul m'a donné le poids de l'acide sulfurique des sulfates.

Pour obtenir le sulfate de magnésie, je versai, dans la deuxième partie de mon liquide contenant 300 grammes, que j'avais mis en réserve, une solution de phosphate de soude et un peu d'ammoniaque, afin de précipiter la magnésie à l'état de phosphate ammoniaco-magnésien. Je filtrai, et le liquide ne précipitant plus par une addition du réactif, je lavai avec soin le précipité jusqu'à ce que l'eau de lavage ne fût pas troublée par l'azotate d'argent et le chlorure de baryum. Je fis dessécher le précipité, et en opérai la calcination dans un creuset de platine, afin de le débarrasser du phosphate d'ammoniaque.

Le phosphate de magnésie étant composé de :
Magnésie.................... 36 67 ⎫ 100,
Acide phosphorique........... 63 33 ⎭
et le sulfate de magnésie étant composé de :
Magnésie.................... 34 02 ⎫ 100,
Acide sulfurique............. 65 98 ⎭
le calcul donne pour le sulfate de magnésie 0,004 grammes.

Pour rechercher la quantité de sulfate d'alumine qui pouvait exister, j'ai pris les 300 grammes restant, dans lesquels j'ai ajouté une solution de chlorydrate d'ammoniaque, afin que la magnésie ne fût pas précipitée, puis j'ai ajouté un léger excès d'ammoniaque. Après 24 heures, il s'est déposé quelques flocons qui se sont dissous dans la potasse caustique, ce qui m'a démontré la présence du sulfate d'alumine; mais, comme ces flocons étaient en trop petite quantité pour être pesés, même après 24 heures de repos, j'en ai conclu que mon eau de condensation ne contenait que des traces de sulfate d'alumine.

Pour déterminer la quantité du sulfate de soude, il m'a suffi de défalquer du poids total de l'acide sulfurique le poids de cet acide représenté par le sulfate de magnésie, ce qui m'a donné 0,008 grammes.

RECHERCHES DES CHLORURES.

J'ai pris le liquide contenant les chlorures que j'avais mis de côté; je l'ai étendu d'eau distillée, de manière à avoir un kilogramme de liquide, que j'ai divisé en 4 parties de 500 grammes chacune. Cette opération avait pour but de déterminer le chlore et les bases avec lesquelles il était combiné.

J'ai versé dans une de mes quatre parties de liquide une solution d'azotate d'argent, puis j'ai filtré pour recueillir le dépôt de chlorure d'argent, et j'ai lavé le précipité jusqu'à ce que l'eau de lavage ne précipitât plus par une nouvelle addition d'azotate d'argent. J'ai desséché et fondu le précipité ainsi obtenu, puis le calcul m'a donné, après avoir multiplié par 4 pour avoir la quantité des chlorures, le total du chlore, en calculant que le chlorure d'argent est composé de :

Argent.................... 75 33 } sur 100.
Chlore.................... 24 67 }

Pour rechercher une des bases que je soupçonnais exister dans le liquide, j'ai pris les 500 grammes formant la seconde portion de mon liquide, et, dans une très-petite quantité, j'ai ajouté un peu d'ammoniaque. Aussitôt, l'eau a été troublée et il s'est formé un léger précipité de magnésie pouvant peut-être contenir un peu d'alumine. Un second essai m'a démontré qu'il n'y avait pas de chaux. Il a consisté à ajouter dans la liqueur d'essai un peu de chlorydrate d'ammoniaque et de l'ammoniaque, afin de retenir la magnésie, et, l'oxalate de cette base étant ajouté, l'eau est restée limpide.

Après ces deux essais, j'ai versé dans mon liquide du carbonate de potasse en dissolution, et j'ai fait bouillir. Il s'est formé un précipité que j'ai recueilli sur un filtre, puis j'ai fait évaporer à siccité le liquide filtré, et redissoudre le résidu. J'ai versé le liquide sur le même filtre pour recueillir la petite quantité de précipité qui s'était formé. Ce précipité humide avait une apparence gélatineuse, et comme après sa dissécation il s'était divisé en petites parties isolées, ainsi que le fait l'alumine, j'en ai conclu que cette base était mélangée avec de la magnésie. Pour en être certain, j'ai calciné fortement le précipité, afin de rendre l'alumine insoluble dans les acides, puis j'ai fait bouillir avec de l'acide acétique étendu ; le précipité s'est dissous presque en entier. L'acide azotique n'ayant pas pu dissoudre le résidu, j'ai acquis ainsi la preuve qu'il était formé d'alumine en quantité minime, indiquant seulement des traces de chlorure d'aluminium.

Ayant versé de l'ammoniaque dans la dissolution acétique, il s'est formé un léger précipité qui n'a pu se dissoudre dans une solution de potasse caustique. Il était donc formé de magnésie représentant le chlorure de magnésium en trop petite quantité pour être pesé.

Dans les 500 grammes restants, j'ai cherché le chlorure de sodium, et pour l'avoir, il aurait suffi de retrancher de la somme du chlore des chlorures, le chlore du chlorure de magnésium et d'aluminium ; mais comme ces deux sels étaient en trop petite quantité pour être pesé, le produit total a donné le poids du chlorure de sodium 0,012.

Cette analyse quantitative faite avec soin et répétée plusieurs fois, en donnant à peu près les mêmes résultats dont j'ai pris la moyenne, indique combien l'atmosphère des salles d'inhalation de vapeurs, qui, au premier abord, semblerait n'être composée que de vapeurs sulfureuses, est, au contraire, formée de divers principes composés qui agissent d'abord topiquement sur la muqueuse qui tapisse les innombrables ramifications bronchiques qui se prêtent si bien à l'absorption des vapeurs médicamenteuses, et qui, ainsi que le dit M. Patissier, « absorbées et portées dans le torrent de la circulation, exercent sur nos humeurs une action spéciale, » qui n'a pas encore été suffisamment étudiée et qui doit » nécessairement varier suivant leurs principes constituants. »

Dans un des chapitres suivants, nous verrons que l'emploi de ces vapeurs exige des règles dans leur application, car l'observation m'a démontré que, pour être utiles et salutaires, elles doivent être employées à une douce température qui en permette l'inhalation prolongée, sans que le malade éprouve de la gêne ou de la douleur dans la poitrine. Si leur température était trop élevée, ces vapeurs détermineraient promptement un sentiment de chaleur dans la poitrine, des crachements de sang, de la fièvre, accidents qui indiquent combien elles seraient nuisibles, si elles étaient ainsi administrées.

RÉSUMÉ DE L'ANALYSE.

		cc.
320 litres d'air ont donné.	acide sulfhydrique...	8,90
	acide carbonique....	23,06
Sur 100 parties d'air.	oxygène...............	19,35
	azote.................	80,65
10 litres d'eau de condensation des vapeurs ont donné.	Iode, produits solides, quantité notable.	
	carbonate de chaux....	0,004
	— de magnésie	0,002
	silice................	traces
	sulfate de soude......	0,008
	— de magnésie...	0,004
	— de chaux......	0,003
	— d'alumine.....	traces
	chlorure de magnésium	traces
	— d'aluminium...	traces
	— de sodium....	0,012
	Total.............	0,033

AIR DE LA SALLE D'INHALATION GAZEUSE FROIDE.

Si les établissements thermaux du Mont-d'Or, d'Amélie-les-Bains, du Vernet, ont obtenu de grands résultats de leurs vaporarium à température élevée, Allevard, par la création de ses salles d'inhalation de vapeurs, en 1849, a vu, dès ce moment, s'accroître sa réputation, qui depuis s'est développée bien davantage après l'établissement de sa salle d'inhalation gazeuse froide.

Cette salle consiste en une vaste pièce carrée entourée de banquettes. Au milieu, se trouve une grande vasque surmontée de plusieurs vasques superposées et de plus en plus petites à mesure qu'elles s'élèvent. Au-dessus de la dernière, se dégagent deux jets d'où l'eau retombe, sous forme de pluie, dans la première vasque; de celle-ci, dans l'inférieure, et ainsi de suite jusque dans la dernière où elle se déverse; et au moyen de deux conduits, elle est entraînée au dehors de la salle.

Dans ces chutes successives de l'eau sulfureuse, les gaz amenés de la source avec l'eau se dégagent dans la salle dont l'atmosphère est tellement sulfureuse qu'une pièce d'argent y devient noire en moins de cinq minutes, et la quantité d'iode y est assez sensible pour y colorer un papier amidonné. Des clefs graduées, placées dans les conduits, permettent d'augmenter ou de diminuer la quantité de gaz que l'on veut faire pénétrer dans cette salle, et servent ainsi de régulateurs; de telle sorte que l'on peut rendre à volonté l'atmosphère plus ou moins sulfureuse.

Les malades qui séjournent dans cette salle ne sont pas obligés, comme dans les vaporarium, de se déshabiller avant d'y entrer. Ils peuvent s'y livrer à la lecture et les dames y broder, y faire la conversation. Cette salle, dont la température est analogue à celle de l'atmosphère extérieure et ne renferme pas de vapeurs, permettant aux malades d'y entrer à toute heure du jour avec toute espèce de toilette, possède deux conditions très-importantes aux eaux : l'utile et l'agréable.

La composition de cette atmosphère et sa température expliquent très-bien, ainsi qu'on le verra plus loin, les résultats que j'ai obtenus de son emploi dans certaines affections chroniques des voies respiratoires ; aussi m'étendrai-je longuement sur l'utilité de cette salle d'aspiration et sur le choix qui doit en être fait pour les malades, suivant la nature et le degré de leurs affections.

L'action produite par cette atmosphère, purement gazeuse, et par les vapeurs iodées qui y sont mélangées a été parfaitement constatée, démontrée par plusieurs médecins de Lyon, tels que MM. de Pollinière, Bonnet, Bouchacourt, Gensoul, Gromier et Teissier, etc., qui, depuis la création de cette salle d'inhalation, l'ont expérimentée sur de nombreux malades.

L'analyse de l'air de cette salle d'inhalation est bien moins compliquée que celle des salles dont nous avons déjà parlé. Cette atmosphère, purement gazeuse, ne contient pas de vapeurs. Elle n'est composée que des gaz de la source que les analyses nombreuses qui en ont été faites ont fait connaître dans les proportions suivantes :

Pour un litre.

	cc.
Gaz acide sulfhydrique libre........	24,75
— carbonique................	97,00
— azote.....................	41,00

Les recherches analytiques à faire pour connaître exactement la composition chimique de cette atmosphère auront donc seulement pour but de trouver combien un certain nombre de litres de cet air contiennent de ces gaz, et la quantité d'oxygène qu'ils renferment. Pour cela, il suffira d'en laver un certain nombre de litres dans des tubes laveurs contenant des réactifs capables de fixer ces divers produits gazeux, et de répéter plusieurs essais eudiométriques, ainsi qu'ils ont été déjà faits pour reconnaître la quantité d'oxygène contenu dans les cabinets de douches et dans les vaporarium.

On conçoit l'importance qu'il y a de faire pénétrer dans cette salle un courant d'air pur, constant, lorsqu'on sait que l'oxygène de l'air, se combinant avec l'acide sulfhydrique, décompose ce dernier gaz, donne lieu à la formation du soufre. Si l'on n'introduisait pas ainsi une quantité voulue d'air et, par conséquent, d'oxygène, il arriverait promptement que l'atmosphère de cette salle contiendrait une trop grande quantité de gaz acide sulfhydrique, trop peu d'oxygène, et deviendrait ainsi plutôt nuisible qu'utile. On verrait arriver les accidents que détermine la respiration du gaz sulfhydrique, et qui consistent, ainsi que je l'ai souvent expérimenté sur moi-même, d'abord en douleurs de tête ayant leur siége à la région sus-orbitaire, puis en une difficulté de plus en plus grande de la respiration, avec chaleur constrictive à la gorge, dans la poitrine, et enfin, si l'on pousse l'expérience plus longtemps, on éprouve les phénomènes de l'ivresse et il survient une toux sèche d'abord, puis suivie de crachats dans lesquels on voit quelques stries sanguinolentes.

Pour obtenir la quantité de gaz sulfhydrique contenu dans l'atmosphère de cette salle, j'ai lavé 320 litres de cet air dans des tubes laveurs contenant une solution d'acétate de plomb, après avoir ouvert en plein les clefs qui servent à régler l'introduction de l'eau et des gaz. Cette expérience m'a donné un précipité de sulfure de plomb représentant le gaz sulfhydrique des 320 litres d'air. Son poids a été de 0,576, équivalant à 0,0819 de gaz sulfhydrique, représentant 52,940 centimètres cubes.

Pour obtenir la quantité d'acide carbonique contenu dans ces 320 litres, j'ai lavé cette quantité d'air dans de l'eau de baryte et j'ai obtenu un précipité de carbonate de baryte pesant 0,341, représentant 0,0760 d'acide carbonique, équivalant à 38,288.

Pour déterminer la quantité d'oxygène contenu dans cette salle, j'ai répété les mêmes expériences que j'avais faites pour l'analyse de l'air des cabinets de douches, et que j'ai décrites dans ce chapitre, en tenant compte des températures intérieure et extérieure, et de la pression 0,76.

100 parties d'air ont donné : { oxygène...... 19,76
azote......... 80,14

On voit donc que la quantité d'oxygène a un peu diminué, et que cette diminution tient à la décomposition de l'acide sulfhydrique par l'oxygène qui répand ainsi dans cette atmosphère du soufre en nature, très-divisé, qui pénètre à chaque instant dans les organes respiratoires en même temps que le gaz acide sulfhydrique non décomposé.

Cette analyse nous démontre donc qu'un individu qui séjourne pendant une heure dans cette salle, et qui fait pénétrer dans ses poumons 320 litres d'air, quantité moyenne que la respiration fait passer dans les organes respiratoires pendant ce temps, respire :

52,940 de gaz acide sulfhydrique,
38,288 de gaz acide carbonique,
63 ^{litr}, 52 d'oxygène.

Dans le chapitre où nous traiterons des phénomènes physiologiques déterminés par l'inhalation des vapeurs sulfureuses et des gaz contenus dans l'atmosphère de la salle d'inhalation gazeuse, on verra que la conclusion que je tire de l'emploi de ces principes gazeux est que l'action de l'air, chargé de vapeurs sulfureuses ou seulement de ces gaz, sur les organes de la poitrine, constitue un puissant moyen, dont la thérapeutique des affections chroniques de ces organes doit tirer un excellent parti, qui permet de faire pénétrer dans l'économie des principes altérants contenus dans une source thermale. L'expérience de plusieurs années, basée sur des faits nombreux, m'a convaincu de la puissance curative des émanations minérales de la source sulfureuse d'Allevard dans les affections chroniques de la poitrine.

Effets chimiques de l'inhalation des vapeurs sulfureuses et iodées, du gaz sulfhydrique sur l'air expiré, les sécrétions des muqueuses, des bronches, les sueurs et les urines.

PRODUITS DE L'EXPIRATION.

L'analyse chimique de l'air des salles d'inhalation a démontré que l'atmosphère de ces salles contenait : 1º de l'oygène en quantité moindre que l'air normal, 2º de l'acide carbonique, 3º une grande proportion d'acide sulfhydrique, 4º des vapeurs d'iode, 5º du soufre en cristaux d'une ténuité extrême, 6º et une certaine proportion des sels contenus dans l'eau minérale. On conçoit, dès lors, l'importance qu'il y a de rechercher ce que deviennent ces différents principes lorsqu'ils ont pénétré dans les voies aériennes et, de là, dans l'organisme, si une partie en est rejetée au dehors par l'expiration, si, au contraire, ils sont absorbés en totalité et ce qu'ils deviennent une fois qu'ils sont dans la circulation ; si le sang, les sueurs et les urines en éprouvent quelques modifications et s'ils sont éliminés par les sécrétions urinaires et cutanées.

Ce n'est donc que par une série d'expériences, souvent répétées dans les diverses phases des mêmes maladies, que l'on peut arriver à des données à peu près certaines sur ce sujet de physiologie, de chimie et de thérapeutique thermales si important à traiter.

L'expérience m'a démontré d'une manière positive que l'air expiré par les malades atteints d'affections chroniques de la poitrine contenait d'autant moins d'acide carbonique que l'affection était plus grave. Ainsi, toutes les fois que j'ai fait expirer les malades dans un tube laveur contenant de l'eau de baryte, il m'a été facile de constater que, dans les catarrhes bronchiques chroniques simples, sans lésions du parenchyme pulmonaire, la quantité d'acide carbonique expiré avait un peu diminuée; que, toutes les fois que l'expectoration était mucoso-albumineuse, d'apparence puriforme, sans que pourtant le microscope révélât la présence des globules du pus, il y avait alors moins d'acide carbonique expiré. Dans la phthisie au 2e degré, il y a moins d'acide carbonique expiré qu'au 1er degré, moins aussi au 3e qu'au 2e.

Après quelques jours du traitement des catarrhes bronchiques par l'eau d'Allevard et surtout par l'usage des salles d'inhalation de vapeurs ou seulement gazeuse, la proportion d'acide carbonique expiré augmente, et cela d'autant plus que la toux, les sécrétions diminuent et que la maladie s'améliore. Il en est de même dans la phthisie.

Ces faits sont tellement positifs que la quantité plus ou moins grande de ce gaz expiré peut servir à faire reconnaître l'état stationnaire, l'amélioration ou l'aggravation de la maladie. Toutefois, il ne faut pas oublier qu'un léger état inflammatoire augmente aussitôt la quantité d'acide carbonique.

Pendant le séjour des malades dans les salles d'aspiration, la quantité d'acide carbonique n'augmente que dans les cas où la respiration de cet air produit de l'excitation.

Le soufre qui pénètre dans les poumons sous les deux états dans lesquels il existe dans les salles d'inhalation, sous la forme de gaz sulfhydrique et de cristaux d'une extrême ténuité, est entièrement absorbé pendant la première heure qu'y passent les malades ; à la fin de la seconde heure, si le traitement dure depuis plusieurs jours, l'air expiré en contient quelques traces et cela d'autant plus que la saturation est plus prononcée. Ainsi, en faisant expirer un malade dans un tube laveur contenant une solution d'un sel de plomb ou d'argent, pendant la première heure, le liquide ne se trouble pas, et ce n'est qu'à la fin de la deuxième qu'il y a un trouble léger. Après un certain nombre de jours, qui varie suivant les malades, alors que la peau exhale une forte odeur sulfureuse par la transpiration insensible, que les urines contiennent une quantité notable de principes sulfurés, l'air expiré, soit pendant le jour, soit pendant la nuit, contient une assez notable proportion de soufre. Il en est de même des crachats. C'est, pour moi, un indice de saturation sulfureuse, et, si le traitement est continué, on voit survenir des douleurs d'estomac, la perte d'appétit, le sommeil agité, une constipation opiniâtre ou une diarrhée noire.

C'est au moment où le malade rejette ainsi du soufre avec l'air expiré qu'apparaissent les phénomènes qui indiquent que le malade est saturé de soufre et qu'il faut suspendre le traitement sulfureux. En effet, il arrive un moment où le malade est saturé d'eau minérale, où la boisson, prise avec répugnance, fatigue l'estomac, occasionne de la sécheresse et de la chaleur à la peau, détermine de la faiblesse musculaire et une agitation marquée. Le médecin doit alors faire cesser le traitement, sous peine de voir arriver de graves accidents. Il existe alors une véritable saturation sulfureuse qui explique le défaut de tolérance pour ce médicament. Dans ce moment, le soufre détermine une sorte d'intoxication dont une nouvelle dose trouble gravement les fonctions de l'organisme.

Ce degré de saturation varie beaucoup, et l'âge, le tempérament, le régime, la maladie influent beaucoup sur ce phénomène.

En parlant des sueurs et des urines, on verra ce que devient une partie du soufre ainsi absorbé.

Nous avons vu que l'air des salles d'inhalation contenait une certaine quantité de vapeurs d'iode. Les poumons les absorbent complètement et, quelle que soit la durée du séjour des malades dans ces salles d'inhalation, il est impossible de reconnaître que l'air expiré dans un tube laveur contenant une solution de carbonate de potasse pur en renfermait un atôme, preuve évidente qu'elles sont entièrement absorbées et versées dans la circulation.

PRODUITS DE L'EXPECTORATION.

Dans son remarquable travail sur les différentes humeurs animales, considérées dans leur état physiologique, M. Andral s'est exprimé ainsi : « Sur les membranes muqueuses,

» encore plus qu'à la peau, on trouve presque toujours à la
» fois des liquides de plusieurs sortes et ordinairement de
» réaction différente. De là une certaine difficulté pour
» démêler dans cette association de liquides la réaction qui
» appartient à chacun d'eux, de là des chances d'erreurs qui
» n'ont pas toujours été évitées. »

On comprend qu'il n'est pas toujours facile d'apprécier les réactions des muqueuses bronchiques, et cependant, malgré ces difficultés, mes observations répétées m'ont démontré que, dans toute leur étendue et à l'état sain, les membranes muqueuses de la bouche, du pharynx, des bronches fournissent, comme la peau, un principe acide. Ce principe existe dans le liquide transparent et sans globules que ces muqueuses séparent du sang dans leur état physiologique. Mais dans toutes les affections catarrhales chroniques de ces muqueuses, le mucus clair qu'elles fournissent à l'état normal, remplacé alors par une matière opaque contenant des globules, ne donne plus une réaction acide, mais au contraire une réaction alcaline très-prononcée.

Ainsi, dans le coryza chronique, le mucus puriforme fourni par la muqueuse des fosses nasales est très-fortement alcalin.

Dans la bronchite chronique, les produits de l'expectoration présentent parfois deux réactions, acide et alcaline, réunies souvent dans le même crachat. La partie transparente claire est acide, les parties opaques, au contraire, sont alcalines, et ces deux réactions restent indépendantes l'une de l'autre.

Pendant le traitement sulfureux, les sécrétions des bronches deviennent alcalines par la combinaison du soufre inspiré qui se combine avec la soude du sérum du sang et passe à l'état de sulfure de sodium, état dans lequel on le trouve combiné dans les crachats. Quelque fois c'est à l'état de sulfure de potassium, mais rarement, qu'il a été trouvé par le docteur Clerc dans ses études pathogénésiques sur la salle d'inhalation gazeuse. Parfois les crachats contiennent une proportion assez forte d'albumine et d'albuminate de soude.

Après un nombre de jours qui varie suivant l'âge, le tempérament, le degré de la maladie, la force du malade, au moment où l'économie paraît saturée de soufre, que l'air expiré en contient, les crachats prennent l'odeur du soufre et il est facile de le constater. C'est un indice très-bon pour faire suspendre le traitement; et, dès que le malade a passé au repos complet, on ne retrouve plus de soufre ni dans l'air expiré, ni dans les produits de l'expectoration. L'état de saturation a alors disparu.

DES SUEURS.

Les premières expériences sur la nature de la matière de la transpiration ont été faites par M. Thénard, et ce savant chimiste a conclu de ses recherches que la sueur contenait, outre de l'eau, du chlorure de sodium, de l'acide acétique, un peu de phosphate de soude, de chaux et de fer et une matière animale qu'il compare à la gélatine, ayant la propriété d'être précipitée par le tanin.

Plus tard, de nouvelles recherches ont été faites par Anselmino, qui démontra la présence de chlorure d'ammoniaque, de carbonate de chaux, d'acétate de potasse, du carbonate, du phosphate de soude et du chlorure de sodium. Collard de Martigny a établi, comme résultats d'expériences faites par lui, que, indépendamment du gaz acide carbonique, il s'exhale de l'azote et de l'hydrogène, mais seulement en quantités très-petites et différentes, suivant les époques de la journée, et que, après les repas, il ne se dégage pas de traces de ces gaz.

En 1832, M. Favre présenta un mémoire à l'Académie des Sciences sur la composition chimique de la sueur à l'état de santé.

Il a constaté que, pendant que l'on recueille la sueur, le premier tiers est toujours acide, le second neutre ou alcalin, le troisième constamment alcalin. L'odeur, très-légère, n'a rien de désagréable et ne rappelle nullement l'odeur repoussante de l'acide butyrique ou des acides volatils qui s'exhale toujours de la sueur fermentée. Il a remarqué que la partie acide de la sueur perdait, dès les premières gouttes vaporisées, sa réaction acide qui faisait place à une réaction fortement alcaline. Entre autres matières constatées dans la sueur, M. Favre y a reconnu l'existence de deux acides organiques combinés avec la soude et un peu de potasse. Le premier est l'acide lactique; le second, qui n'a été analysé que sous forme de sel d'argent et qui ne possède pas de propriétés susceptibles de le rapprocher d'aucun autre acide connu, M. Favre propose de le désigner sous le nom d'acide hydrotique.

L'auteur résume en ces termes les résultats généraux de ses recherches : « La sueur recueillie à des jours différents sur le même individu présente, sinon une identité dans les proportions des matériaux qui y sont contenus, du moins peu de variations dans les éléments qui s'y retrouvent constamment. »

Voici ses résultats sur un litre :

Chlorure de sodium............	2gr 230
Chlorure de potassium..........	0 243
Sulfates alcalins................	0 011
Phosphates alcalins.............	traces.
Phosphates alcalino-terreux......	traces.
Sels calcaires..................	traces.
Albuminates alcalins............	0 005
Débris d'épithélium............	traces.
Lactates de soude et de potasse...	0 317
Hydrotate — —	1 562
Urée — —	0 042
Matières grasses................	0 018
Eau...........................	995 572
Total............	1000 grammes.

J'ai rapporté textuellement cette analyse, parce qu'elle m'a servi de comparaison dans mes recherches analytiques sur les urines des malades soumis au traitement sulfureux.

Cette analyse nous démontre que la matière minérale la plus prépondérante est le chlorure de sodium, comme cela se remarque dans l'urine; mais il n'en est pas de même pour les sulfates qui sont en plus grande abondance dans l'urine. Les sueurs n'en contiennent que des traces.

M. Andral assure que la sueur modérée est toujours acide, que cette acidité ne lui est enlevée par aucune maladie et qu'elle ne devient alcaline que lorsqu'elle est extrêmement abondante. Il ajoute que cependant elle ne présente pas partout une réaction acide et que, dans quelques-uns des points mêmes où elle est couverte de sueur, elle peut offrir une réaction nettement alcaline. Ces points sont ceux où l'on trouve un grand nombre de follicules sébacés, comme au nez, au creux de l'aisselle, etc. Cependant, je dois dire que je n'ai pas toujours trouvé que la sueur provenant de ces parties avait constamment une réaction alcaline. Chez les phthisiques, au 2e et au 3e degré, j'ai toujours vu cette réaction être acide.

Chez presque tous les malades atteints d'affections cutanées, de douleurs rhumatismales, de catarrhes bronchiques, les sueurs modérées sont acides. Il n'en est pas de même chez un grand nombre de phthisiques, quel que soit le degré de la maladie, où j'ai presque constamment trouvé cette réaction alcaline. Dans presque tous les cas de diabètes qui sont venus à Allevard, j'ai constaté l'alcalinité de leur transpiration que l'on sait être souvent bien faible.

Les malades qui font usage de l'eau sulfureuse en boisson, qui séjournent dans la salle d'inhalation gazeuse et qui, par conséquent, n'ont pas la surface cutanée en contact avec le soufre contenu dans l'eau des bains, des douches ou des salles d'inhalation de vapeurs, ont fourni l'objet de mes recherches; car on conçoit que chez les malades qui prennent des bains, des douches, etc., la peau se recouvre de petits cristaux de soufre qui peuvent facilement se mêler à la transpiration, tandis que chez les autres, il n'y a que les muqueuses internes qui soient en contact avec le soufre et l'absorbent.

Chez les individus qui ne font que boire de l'eau sulfureuse à la dose de quatre verrées par jour, on ne commence à trouver du soufre dans la transpiration qu'après douze ou quatorze jours, en moyenne; à partir de cette époque, la quantité en augmente au point que la peau des bras, du dos, etc., répand une odeur de soufre d'autant plus marquée que le malade boit de l'eau minérale depuis plus longtemps.

Un individu qui ne fait que respirer l'acide sulfhydrique, sans boire de l'eau sulfureuse, exhale du soufre par la transpiration au bout de 9 à 10 jours, en moyenne, et la quantité en augmente sensiblement à dater de cette époque. S'il fait usage de l'eau en boisson, en même temps qu'il aspire le gaz sulfhydrique, c'est après 7 à 8 jours que l'on constate la présence du soufre dans la perspiration cutanée.

Lorsqu'on cesse de faire usage de l'eau et de l'inhalation gazeuse, la quantité de soufre contenue dans la sueur diminue peu à peu, et, après quinze jours, on n'en constate plus.

Chez les malades atteints d'affections rhumatismales qui prennent des bains, des douches, des bains de vapeurs et qui, par conséquent, ont de fortes transpirations, la quantité de soufre contenue dans la sueur est tellement grande qu'elle répand une odeur très-forte de soufre, que la peau reste tellement imprégnée de cette odeur que les vêtements, les draps du lit et l'atmosphère de la chambre, le matin, en sont aussi imprégnés. Chez ces malades, on trouve dans la sueur une quantité de sulfites de soude et de potasse bien plus grande que dans celle des individus qui ne suivent pas de traitement. J'ai vu, dans certains cas, la quantité de ces sulfites être presque aussi considérable que celle du chlorure de sodium.

Chez les malades affectés de catarrhes chroniques, accompagnés d'expectoration très-abondante, ainsi que chez les phthisiques, la proportion d'albumine et d'albuminates alcalins est ordinairement très-forte.

J'ai vainement cherché à constater la présence de l'acide

sulfhydrique dans la sueur. Cela tient, sans doute, à ce que cet acide est transformé en sulfites dans les poumons par l'oxygène de l'air et dans le sang par l'oxygène qu'il contient. Une partie du soufre est aussi transformée de la même manière; l'autre partie, qui n'a pas été attaquée par l'oxygène du sang, s'exhale par la peau sous la forme de soufre ou de sulfure de potasse.

Les malades affectés de maladies de la peau très-anciennes, et qui font usage d'une assez grande quantité d'eau en boisson, de bains par ma méthode prolongée, c'est-à-dire pendant plusieurs heures par jour, absorbent une quantité considérable de soufre, soit par la respiration, soit par la peau pendant le bain. S'il se manifeste chez ces malades quelques symptômes de saturation sulfureuse, je leur prescris l'usage de quelques bains de vapeurs suivis de transpirations abondantes. Chez ces malades, la sueur contient des proportions considérables de soufre, de sulfites et quelques traces de sulfhydrates. Sous l'influence de ces transpirations, qui éliminent la trop grande quantité de soufre contenue dans l'organisme, la saturation sulfureuse diminue rapidement et disparaît. Ce n'est qu'alors que le malade recommence l'usage de la boisson et des bains en en diminuant la durée. C'est ordinairement dans ce moment, où l'organisme est saturé de soufre, que se manifestent les symptômes de la *poussée* qui s'accompagne parfois d'urines critiques abondantes, plus souvent de sueurs plus abondantes encore, et qui modifie d'une manière si remarquable l'état morbide du malade.

DES URINES.

Le traitement thermal par l'eau sulfureuse d'Allevard ne permettant pas l'usage d'une grande quantité de cette eau en boisson, on comprend dès lors que l'on ne peut attacher une grande importance à la sécrétion urinaire; cependant, j'ai cru devoir me livrer à d'assez nombreuses recherches analytiques sur ce sujet, afin de voir quelle pouvait être l'action du soufre, de l'acide sulfhydrique sur les urines des malades atteints d'affections chroniques des voies respiratoires, et l'on verra que le soufre a une action très-remarquable sur la composition chimique des urines de ces malades et que, dans la phthisie, la composition de cette sécrétion a une importance beaucoup plus grande qu'on ne le croirait au premier abord.

Selon Berzélius, 1,000 grammes d'urine sont composés de :

Urée....................	30gr 10
Sulfate de potasse...........	3 71
Sulfate de soude............	3 16
Phosphate de soude.........	2 94
Chlorure de sodium.........	4 45
Phosphate d'ammoniaque....	1 65
Hydro-chlorate..............	1 50
Acide lactique libre.......... ⎫ Lactate d'ammoniaque....... ⎬ Matière animale............. ⎭	17 14
Phosphates terreux..........	1 »
Acide urique................	1 »
Mucus de la vessie...........	» 32
Silice......................	» 03
Eau.......................	933 »
Total...........	1,000 »

Je rapporte cette analyse parce qu'elle m'a servi comme type dans mes recherches.

Les urines des malades atteints de catarrhes chroniques des bronches ne présentent rien de remarquable, si ce n'est chez les sujets épuisés où elles contiennent plus ou moins d'albumine. Il n'en est pas de même chez les phthisiques. Leur urine présente des caractères extrêmement remarquables que je crois devoir rapporter ici.

Chez presque tous les phthisiques, l'urine, au lieu de donner naissance par son évaporation aux cristallisations ordinaires de l'urine en santé, laisse une matière visqueuse, collante, tout à fait analogue à ce que présente l'urine sucrée des diabètes. Cette matière n'est pas réellement du sucre, c'est une substance animale particulière, analogue au sucre insipide trouvé par MM. Thénard et Dupuytren dans quelques cas de diabètes. Mélangée avec le ferment, la levure de bière, l'urine des phthisiques ne fermente pas, bien que ce résidu visqueux, espèce de sirop, contienne des traces de sucre de fécule.

L'urine des phthisiques contient une faible proportion d'acide urique. J'y ai trouvé quelquefois, surtout lorsque la maladie est très-avancée, une grande quantité d'albumine qui semble remplacer l'urée.

Si on évapore cette urine avec beaucoup de précaution à une chaleur qui ne dépasse pas 60° et qu'on l'expose pendant quelques jours dans une capsule, une partie cristallise de la manière suivante : 1° des cristaux cubiques formés de chlorure de sodium et de sucre de fécule; 2° des cristaux, sous forme d'aiguilles, composés de lactate d'urée et de soude; 3º des cristaux irréguliers, mamelonnés, ayant l'aspect de sel, de sucre, de fécule et ayant une faible saveur sucrée; 4º le liquide qui sert d'eau mère contient de l'albumine et de la matière extractive de l'urine. Mises en contact avec du ferment, ces urines évaporées ne subissent pas la fermentation alcoolique; si l'on met quelques-uns de ces cristaux mamelonnés en contact avec une solution légère de potasse, ils se colorent légèrement en brun.

L'analyse des urines des phthisiques est très-importante, car j'ai presque toujours observé que lorsque le traitement sulfureux améliorait leur santé et que cette amélioration faisait de notables progrès, les urines perdaient peu à peu les propriétés que je viens de signaler; que l'albumine qu'elles contiennent commençait à diminuer, puis à disparaître peu à peu; que la quantité d'urée, d'acide urique augmentait insensiblement, et que, en les faisant évaporer, on retrouvait peu à peu les sels normaux des urines, en même temps que cette matière sirupeuse diminuait. Après quelques jours de traitement, les urines des malades commencent à contenir des traces de soufre qui augmentent chaque jour et atteignent leur maximum lorsque la saturation sulfureuse se manifeste. Il suffit, pour constater sa présence, d'ajouter aux urines une solution de sel de plomb pour obtenir un précipité de sulfure de ce métal, ou de les faire évaporer dans une bassine en argent. Il se forme alors, sur la surface de la bassine qui a été en contact avec le liquide, une couche de sulfure d'argent qui, en se desséchant, se détache sous formes d'écailles minces.

J'ai presque toujours vu la quantité des sulfates augmenter dans les urines des malades, après un certain nombre de jours de traitement par l'eau sulfureuse prise sous toutes les formes. J'ai vu également plusieurs fois du sulfhydrate de soude, mais en petite quantité.

La réaction des urines, pendant le traitement thermal, est toujours acide, excepté chez quelques phthisiques où je l'ai trouvée alcaline. Pendant toute la durée du traitement thermal, les urines ont toujours une couleur foncée et une odeur forte. Elles sont ordinairement peu abondantes, excepté chez les malades qui prennent des bains. Elles déposent une quantité notable de sédiments.

Il arrive souvent que des malades, chez lesquels il survient une forte poussée, ont en même temps une transpiration très-abondante à réaction acide et des urines critiques en grande quantité et acides. On doit considérer ces phénomènes comme un signe certain que le traitement sera suivi de bons résultats.

Les urines visqueuses, sirupeuses des phthisiques contiennent une très-petite quantité d'urée qui est d'autant moindre que la maladie est plus avancée. Pour obtenir l'urée dans ces urines, je prends le résidu de l'évaporation et de la cristallisation des urines, je le divise et je le traite à différentes reprises par l'éther sulfurique alcoolisé. Je réunis les liqueurs; j'évapore à une douce chaleur; je reprends le résidu par une suffisante quantité d'eau; je filtre, et, en ajoutant quelques gouttes d'acide azotique étendu, j'obtiens des cristaux d'azotate d'urée. Pour éviter la décomposition de l'urée en carbonate d'ammoniaque, j'ai le soin de faire évaporer à un feu doux, évitant les deux extrêmes; car, si la chaleur est trop faible, la décomposition spontanée peut arriver, et, si elle est trop élevée, la décomposition est très-rapide.

La proportion d'urée dans les urines des phthisiques ne peut être indiquée d'une manière générale, même approximativement, car elle varie souvent. Elle augmente sensiblement sous l'influence du traitement thermal sulfureux. Il en est de même pour la quantité des sulfates, le chlorure de sodium, le phosphate de soude, les phosphates terreux restent les mêmes. Au contraire, les phosphates d'ammoniaque, l'hydro-chlorate de cette base, l'acide lactique et le lactate d'ammoniaque augmentent par l'action du traitement sulfureux chez les phthisiques. La quantité d'acide urique augmente sensiblement chez les phthisiques, après une douzaine de jours de traitement, en même temps que la quantité d'albumine diminue.

Dans quelques cas de phthisie au 3e degré et très-avancée, j'ai constaté dans les urines la présence de globules du pus.

Telle est l'action du traitement sulfureux sur les urines.

Effets physiologiques produits sur les divers appareils fonctionnels de l'organisme.

RESPIRATION, MOUVEMENTS DU COEUR, HÉMATOSE.

Porté directement sur les poumons par l'inhalation, le gaz sulfhydrique détermine sur ces organes un effet sédatif marqué lorsque son action n'est pas trop prolongée. M. Trousseau avait déjà constaté ce fait. L'inhalation du gaz sulfhydrique respiré pendant un temps peu long et à divers intervalles, pendant la journée, calme la toux des malades et exerce une sédation très-marquée sur les mouvements du cœur. Ainsi les malades chez lesquels il existe, en même temps que l'affection des poumons, un état morbide du cœur, une lésion organique accompagnée de palpitations, l'inhalation gazeuse diminue ces battements du cœur et contribue ainsi à atténuer l'affection des poumons en diminuant la quantité du sang que le cœur envoie à ces organes. Les accidents hémoptysiques diminuent de fréquence, de quantité, sont calmés rapidement sous l'influence de l'inhalation pas trop prolongée de ce gaz, et répétée à diverses reprises pendant la journée.

La sédation sur les mouvements du cœur, sur la circulation, se manifeste également quand bien même cet organe n'est point affecté, et l'on comprend dès lors le bien-être qui peut résulter pour les poumons de ce ralentissement de la circulation et par conséquent de l'afflux sanguin sur ces organes, lorsqu'on sait, d'après les belles recherches de M. Magendie, que le gaz sulfhydrique s'opposant aux phénomènes de l'hématose, les phlogoses chroniques pulmonaires n'ayant plus d'aliments capables de les entretenir, les parties du parenchyme pulmonaire qui entourent les tubercules, et qui sont le siége si fréquent de fluxions phlegmasiques, perdent peu à peu, sous l'influence de ce gaz, ces dispositions fluxionnaires et tendent à reprendre leur état normal.

Le célèbre professeur du collége de France a démontré que l'acide sulfhydrique et le sulfate de soude exercent une action fluidifiante manifeste sur les matières mucoïdes et albuminoïdes. On comprend, dès lors, que dans les parties du poumon engouées, que dans l'engorgement du parenchyme pulmonaire, des capillaires sanguins, des bronches, des vaisseaux lymphatiques de ces organes, le gaz sulfhydrique, le sulfate de soude, le soufre, les vapeurs d'iode, portés directement sur ces parties, dans un état de division extrême, comme ils le sont dans l'inhalation, ces organes doivent en éprouver assez rapidement une action fluidifiante et qu'ils peuvent alors ou rejeter au dehors ou faire rentrer dans la circulation les liquides et les solides qui les obstruaient, et par conséquent ces engorgements peuvent se résoudre. Ces principes, d'ailleurs, ont eux-mêmes une action bien plus remarquable sur les globules du sang. Tous les praticiens savent que les affections chroniques, surtout celles du poumon, qui agissent directement sur l'hématose, modifient l'état des globules sanguins, qu'ils perdent rapidement leurs propriétés et leurs formes en altérant l'élément globulaire, et que la santé en est fâcheusement impressionnée. L'inhalation du gaz sulfhydrique, des cristaux extrêmement fins, de soufre, de sulfate de soude, rétablissent peu à peu les propriétés et les formes des globules sanguins dont ils reconstituent l'élément globulaire. C'est principalement au moyen du microscope qu'il m'a été permis de suivre cette action sur le sang des malades en répétant tous les 5 jours mes expériences sur leur sang, en tenant note exacte des phénomènes observés.

L'usage prolongé de la boisson sulfureuse, des bains surtout s'ils sont de plusieurs heures, a une action tout à fait opposée à celle du gaz sulfhydrique. Dans ce cas, il faut surveiller les malades, car le soufre stimule l'appareil sanguin et l'on ne doit en user qu'avec réserve chez les sujets à tempéraments sanguins et nerveux, à constitutions phléthoriques, irritables.

Dans les maladies organiques de l'appareil circulatoire, telles que les lésions des valvules, les anévrismes, les hypertrophies du cœur, l'usage de l'eau d'Allevard, prise en très-petite quantité à l'intérieur, celui des bains à température douce, produisent au contraire une sédation marquée de la circulation. L'inhalation des vapeurs sulfureuses à température de 18 à 20 degrés calme les accidents hémoptysiques qu'elle provoquerait au contraire si leur température était plus élevée.

Cet effet sédatif s'observe également dans l'asthme qui coexiste avec une altération organique du cœur et des gros vaisseaux, ainsi que dans la phthisie pulmonaire avancée.

Il faut se tenir en garde contre l'excitation thermale et empêcher qu'elle ne se développe chez certains malades alors que l'on soupçonne une disposition aux phénomènes fluxionnaires. Dans ces cas, l'excitation semble produire une amélioration de l'état général, qui n'est qu'un mieux trompeur suivi bientôt d'accidents très-graves. Dans ces cas, le travail pathologique, qui continue sourdement sa marche, reçoit de cette excitation un surcroît d'activité, et à l'amélioration produite succède rapidement une aggravation des symptômes morbides.

FONCTIONS DIGESTIVES. — DU FOIE.

Prise en boisson et en petite quantité, l'eau d'Allevard excite l'appétit, favorise les digestions, effets dus à la présence des 97 centimètres cubes d'acide carbonique qu'elle contient et qui est associé au gaz acide sulfhydrique. On conçoit dès lors son heureuse influence sur les malades épuisés, débilités, dont l'amaigrissement est prononcé, chez lesquels les fonctions digestives sont affaiblies. Elle produit en général un effet tonique prononcé sur le tube intestinal et détermine assez souvent la constipation. Au contraire, chez les malades affectés de diarrhée chronique, soit que cet état morbide soit le résultat d'une débilitation des organes digestifs, ou d'une phlegmasie catarrhale chronique, elle diminue la fréquence des selles et les régularise.

Si, au contraire, et comme cela se voit malheureusement quelquefois, les malades font abus de la boisson de cette eau, soit qu'ils ne consultent pas le médecin ou ne suivent pas ses conseils, on voit rapidement diminuer l'appétit, une constipation opiniâtre survenir bientôt et faire place à une diarrhée noire, accompagnée de vomissements biliaires, de frissons, enfin de tous les symptômes graves d'une intoxication générale. Dans cet état, le refroidissement du corps est très-prononcé, la soif est vive, les battements du cœur ralentis; la région du foie devient douloureuse; cet organe prend du développement, et la bile s'échappe en abondance par les vomissements et par les selles.

Ces accidents sont rares et ne sont que le résultat de l'imprudence des malades. Mais si la quantité de l'eau prise en boisson n'est pas assez grande pour déterminer ces accidents et dépasse celle de deux à trois verrées, quantité ordinaire qui doit être prescrite, l'eau d'Allevard produit le même effet que celle des Eaux-Bonnes sur l'état du foie. Cet organe augmente un peu de volume et devient le siége d'une douleur sourde. Dans ce cas, le malade doit réduire la quantité de la boisson et la couper soit avec de l'infusion de mauves ou du lait. Si la douleur du foie augmente, le mieux est de suspendre le traitement et d'administrer au malade un léger laxatif. Lorsque l'estomac digère mal l'eau sulfureuse, qu'il y a des pesanteurs gastriques, de l'empâtement de la bouche, du malaise, il faut en suspendre l'usage pour le reprendre ensuite à plus petites doses, en les coupant avec une boisson mucilagineuse et même de l'eau de Vichy. Ces phénomènes se montrent aussi lorsque la saturation sulfureuse se manifeste.

FONCTIONS DES REINS, DE LA VESSIE, DE L'UTÉRUS.

L'eau d'Allevard prise en boisson exerce une faible action sur les fonctions des reins et de la vessie, en tant qu'elle n'augmente pas sensiblement la quantité des urines; mais elle modifie d'une manière remarquable les principes éliminés par les reins. Ainsi le soufre peut y être constaté; la quantité d'albumine et d'albuminate que contiennent les urines de quelques phthisiques diminue sensiblement pendant le traitement. L'eau sulfureuse, en guérissant les poumons malades, guérit secondairement les engorgements hépathiques, avec lesquels sont liées les **affections chroniques** de ces organes. Ainsi s'explique l'action du traitement sulfureux sur les urines des phthisiques, la diminution et la disparition de ces éléments sirupeux dont elles sont composées ; elle ramène peu à peu les urines à l'état normal à mesure que les poumons se guérissent.

Cette solidarité fonctionnelle entre le foie et les poumons pour la formation du sucre, sous l'impression d'une action nerveuse réflexe, venant du poumon, et pour l'élimination des matières hydro-carbonées, explique l'engorgement de cet organe et la composition si remarquable des urines sirupeuses des phthisiques.

L'eau sulfureuse, en rétablissant les fonctions des poumons malades, en guérissant secondairement les engorgements du foie avec lesquels sont liées les affections de ces organes, explique l'action du soufre sur les urines sucrées des phthisiques et la disparition progressive du sucre.

Les catarrhes de la muqueuse vésicale se trouvent souvent heureusement modifiés par le traitement interne sulfureux et surtout par les injections de cette eau. C'est ainsi que j'ai pu obtenir plusieurs guérisons de catarrhes vésicaux sur des vieillards affectés depuis longtemps. La néphrite chronique catarrhale se trouve très-bien de l'action du soufre.

Le traitement sulfureux par l'eau d'Allevard réussit très-bien dans certaines affections de l'utérus, telles que les hypérémies chroniques de cet organe qui jouent un si grand rôle dans la pathologie de la femme. Les fausses couches, le peu de soins que prennent les femmes après leurs couches, soit en se levant trop tôt, soit en facilitant le déplacement, l'abaissement de l'utérus en mettant trop vite un corset à taille basse et serrée, sous le futile prétexte de refaire leur taille déformée par la grossesse, favorisent cet état morbide en facilitant le déplacement et l'engorgement de la matrice.

Ce traitement produit aussi de bons effets dans les ulcérations granuleuses, dans les érosions de la muqueuse du col de l'utérus, affections qui sont liées si souvent à une diathèse dartreuse. Tous ces états morbides sont souvent la cause de la stérilité, et l'on comprend comment, après l'usage des eaux sulfureuses, à cette stérilité a succédé des grossesses nombreuses, dont beaucoup de femmes désespéraient.

Dans les cas d'atonie simple ou compliquée de l'utérus, l'eau sulfureuse d'Allevard rétablit facilement le cours interrompu des règles et fait cesser ces leucorrhées liées si souvent à une diathèse. En modifiant, altérant et neutralisant la cause morbide, elle rétablit la fonction affaiblie ou lésée par la cause diathésique, et c'est ainsi qu'elle réussit bien dans les phlegmasies dartreuses du vagin et de l'utérus, plus communes qu'on ne le croit.

SYSTÈME NERVEUX.

L'eau sulfureuse exerce une action bien puissante sur les fonctions perverties du système nerveux, troubles caractérisés par des céphalalgies, des névralgies, des dyspnées, des palpitations, liées si souvent aux diathèses et qui cèdent au traitement sulfureux, alors qu'apparaît une dartre qui guérit elle-même sous l'influence du soufre. Dans ces cas, le traitement thermal n'est-il pas le seul spécifique?

Les phénomènes morbides des centres nerveux, caractérisés par les troubles des actes de la vie organique et de la vie de relations, auxquels on a donné le nom de névroses, sont aussi nombreux que les fonctions attribuées à l'ensemble du système nerveux. La marche de ces névroses est lente, leurs retours sont fréquents, opiniâtres et provoquent des effets secondaires tels que les troubles digestifs, ceux des mouvements du cœur donnant lieu aux palpitations de cet organe, les troubles de la respiration caractérisés par l'asthme, la dyspnée, etc.

L'eau sulfureuse d'Allevard exerce sur ces névroses une action toute spéciale et très-remarquable. C'est ainsi que l'inhalation du gaz sulfhydrique a un effet sédatif bien puissant sur les névroses des poumons, sur la circulation. Dans l'atrophie musculaire progressive, elle m'a permis de recueillir cette observation de guérison si remarquable qui a figuré dans la discussion qui a eu lieu au sein de l'Académie impériale de médecine.

Dans les névroses symptomatiques de l'état de cachexie et d'anémie, l'eau sulfureuse exerce une puissante action, en venant en aide aux modificateurs qui sont employés, en excitant et stimulant l'organisme; c'est ainsi que leur effet est indiqué dans la chorée, l'hystérie, dans toutes les névroses hypersthéniques.

C'est principalement dans cet état nerveux qui caractérise la faiblesse générale, cette espèce d'atonie particulière aux enfants, aux jeunes filles non réglées, alors que ces jeunes sujets ont la peau décolorée, l'appétit presque nul, les digestions difficiles, quelquefois la diarrhée, que le moindre exercice les fatigue, que le sommeil est agité, que l'eau sulfureuse d'Allevard produit d'excellents résultats, que M. Bonnet, de Lyon, a si souvent constatés. Elle réussit également bien lorsque ces troubles nerveux sont la conséquence de ces habitudes si fâcheuses de la masturbation.

Elles trouvent encore leur emploi dans cet état nerveux produit par les veilles prolongées, les travaux de cabinets et les plaisirs vénériens, qui déterminent les névroses gastriques, pulmonaires, etc. C'est donc en provoquant une stimulation générale de tout l'organisme, et comme a dit M. Patissier, une excitation vivifiante qui s'étend aux liquides comme aux solides, que cette eau sulfureuse a une action si puissante sur les fonctions du système nerveux.

FONCTIONS DE LA PEAU.

Les préparations sulfureuses sont employées depuis les temps les plus reculés contre les maladies cutanées; et si les eaux sulfureuses, si puissantes contre quelques-unes de ces affections, n'ont pas toujours réussi, ce qui a fait dire à M. Patissier que le soufre a aggravé plus de maladies cutanées qu'il n'en a guéri, c'est qu'on a trop généralisé leur action. En effet, les nombreuses observations que m'ont fournies les maladies venues à Allevard pour y être traitées, m'ont appris que les eaux sulfureuses ne pouvaient réussir que lorsque ces affections étaient liées à une diathèse, au tempérament lymphatique ou scrofuleux, à des troubles des fonctions digestives.

Dans les cas où les affections cutanées sont entées sur un sujet lymphatique, syphilitique ou scrofuleux, l'eau sulfureuse ne peut être employée que concurremment avec les moyens thérapeutiques appropriés à la nature de ces complications. C'est ainsi que l'excitation générale déterminée dans tout l'organisme aide puissamment à l'action du mercure, de l'iode, des amers, etc.

Dans certaines affections graves de l'organisme, lorsqu'on soupçonne qu'elles peuvent reconnaître pour cause la rétrocession d'un virus quelconque, la fluxion spécifique sur la peau que détermine le soufre, et qui ramène à la surface une affection dartreuse, herpétique, explique encore dans ce cas l'heureuse action de l'eau sulfureuse.

Très-souvent, le traitement sulfureux semble, pendant un certain nombre de jours, ne donner lieu à aucun phénomène remarquable, lorsque, tout à coup, une exacerbation de la maladie se manifeste, elle s'étend et revêt tous les caractères de l'état aigu; c'est alors qu'apparaissent les phénomènes de la poussée dont nous allons parler bientôt. Alors on suspend le traitement et les choses reprennent leur état habituel; le traitement recommence; quelquefois, mais rarement, le mal disparaît pendant le séjour du malade aux eaux ; le plus souvent, il n'y a qu'une amélioration légère ; d'autre fois, au contraire, le mal paraît plus grave, le malade s'en va mécontent, mais la guérison arrive enfin. Dans d'autres cas, il survient des sueurs critiques abondantes, un flux hémorrhoïdale, avec l'apparition desquels finit la maladie.

DE LA POUSSÉE.

Dans les phénomènes produits par l'eau sulfureuse d'Allevard sur les divers appareils fonctionnels de l'organisme, nous avons parlé de la *poussée* que détermine chez beaucoup de malades le traitement par cette eau sulfureuse. Je crois très-utile d'entrer sur ce sujet, si important de la thérapeutique thermale, dans des détails qui démontreront que ce phénomène exige, de la part du médecin des eaux, une attention sérieuse. Ainsi, nous avons vu que l'influence des bains sulfureux était telle que, en provoquant une fièvre artificielle, ils déterminent la fluxion critique sur la peau. Cette crise est manifestée non pas seulement par des sueurs, mais par tous les phénomènes si remarquables qui caractérisent la *poussée*.

La poussée est une fluxion vive à la peau accompagnée par un érythème plus ou moins étendu, par une éruption miliaire papuleuse, quelquefois par une éruption d'urticaire ou de vésicules confluentes douloureuses. Chez quelques malades, la poussée arrive après quelques jours de traitement; chez d'autres, au contraire, il faut augmenter d'une manière progressive la durée des bains. A Allevard, ce phénomène fluxionnaire arrive sans que l'on soit obligé d'élever la température des bains. Il n'en est pas de même dans d'autres établissements thermaux où l'on élève très-haut la température. Un pareil traitement a déterminé des accidents très-graves chez certains malades qui ont été victimes de l'empirisme de quelques médecins qui, sans tenir compte de l'âge, du tempérament, de la constitution, des antécédents des malades, de leur état morbide, emploient la même médication indistinctement pour tous.

Le médecin ne doit donc pas persister dans l'emploi des bains prolongés et à haute température, si la poussée ne survient pas. Il doit alors avoir recours aux douches dont l'action est bien différente de celle des bains. En effet, pendant la durée d'un bain chaud de plusieurs heures, le calorique, qui tend à se dégager du corps du malade, s'accumule sans pouvoir se dégager au dehors, les sécrétions de la peau étant interrompues et l'eau fournissant au corps plus de calorique qu'elle ne lui en soutire, la température du bain étant plus élevée que celle du corps, il en résulte évidemment un trop plein artificiel qu'accroît encore l'absorption d'eau par la surface de la peau. Si l'on ajoute encore à cette cause d'excitation celle fournie par le soufre et les principes contenus dans l'eau minérale, on voit que l'on n'a pas seulement déterminé une excitation locale sur la peau, mais bien une excitation de tout l'organisme.

La douche, qui n'exerce son action que pendant un temps très-limité, ne donne pas lieu à la pléthore dont je viens de parler; elle produit bien une excitation générale, mais, comme on peut la graduer facilement par la température plus ou moins élevée de l'eau, et qu'on peut aussi la diminuer et la soustraire même par la transpiration immédiatement après la douche, on conçoit dès lors qu'il est facile de prévenir les accidents d'une excitation trop vive et que, si l'usage des bains prolongés à température moyenne ne suffit pas, on peut sans crainte avoir recours à la douche. Malgré cela, toutes les eaux ne sont pas aptes à déterminer les phénomènes de la poussée, et l'on ne doit considérer en thérapeutique thermale, comme la seule véritable *poussée* critique pouvant influencer d'une manière heureuse un état morbide quelconque, que la *poussée* dont les phénomènes caractéristiques se développent naturellement sans l'usage de moyens excitants particuliers.

Effets physiologiques et thérapeutiques de l'eau d'Allevard dans les affections catarrhales chroniques des muqueuses pulmonaires.

ÉTUDES PATHOGÉNÉSIQUES DES SALLES D'INHALATION DE VAPEURS.

La grande richesse de l'eau d'Allevard en principes sulfureux et iodés explique facilement quelle doit être l'action de ces principes minéralisateurs sur l'économie, et l'expérience m'a démontré quels étaient leurs effets physiologiques sur les systèmes cutané et muqueux.

Les effets sympathiques qui s'exercent entre la peau et les membranes muqueuses méritent la plus sérieuse considération de la part du médecin, car ils jouent un rôle de première importance dans la production des maladies de ces membranes, comme aussi dans leur marche et dans les moyens de traitement qu'on leur applique.

Comment n'en serait-il pas ainsi, puisque les muqueuses ne sont pour ainsi dire que la continuation de l'organe cutané, réfléchi dans toutes les cavités qui viennent s'ouvrir à la surface du corps et qui les tapissent dans toute leur étendue?

Quand la partie de l'organe cutané, qui forme la face extérieure du corps, vient à cesser ses fonctions ou qu'elle se trouve seulement modifiée dans son état physiologique, sous l'influence du froid par exemple, celle qui tapisse les cavités du corps devient sympathiquement plus active; son système capillaire sanguin passe à un état de turgescence, lequel, en se prolongeant, dégénère en une véritable inflammation. C'est ainsi que le refroidissement de la peau, la suppression des sueurs déterminent très-promptement l'inflammation des muqueuses.

De toutes les muqueuses, aucune ne se trouve plus influencée que celle des voies aériennes par les changements qui surviennent à la peau. Qui ne sait que le coryza, la pharyngite et la bronchite sont le résultat le plus ordinaire du refroidissement de l'organe cutané? Les sympathies qui donnent lieu à cette réaction de la peau, pour la production des phlegmasies des muqueuses, se retrouvent encore et agissent d'une manière analogue quand on applique à cette enveloppe extérieure du corps des substances qui peuvent modifier son action physiologique. C'est ainsi que toute irritation de l'organe cutané, déterminée par l'application d'un révulsif, tend à diminuer d'autant l'état inflammatoire des muqueuses, et particulièrement de la muqueuse pulmonaire, membrane que l'observation nous a appris correspondre plus directement avec la peau.

Comment, après cela, ne pas comprendre que l'emploi thermal des eaux sulfureuses, et en particulier de l'eau d'Allevard, traitement qui exerce une action si puissante sur la peau, n'ait pas une semblable action sur la muqueuse pulmonaire?

La muqueuse pulmonaire, ainsi que nous l'avons démontré, indépendamment de ce qu'elle a des sympathies plus puissantes que les autres membranes analogues avec la peau, se trouve encore influencée directement, soit par les vapeurs sulfureuses, soit par les émanations iodées que respirent les malades pendant le traitement thermal.

Les affections catarrhales des muqueuses constituent rarement des états morbides simples et sont liées souvent à des maladies constitutionnelles complexes; mais, quelle que soit leur nature rhumatismale scrofuleuse ou herpétique, le traitement sulfureux est également indiqué, seulement le mode varie. Le catarrhe rhumatismal, le catarrhe muco-albumineux et même puriforme avec boursouflement muqueux, granuleux de la scrofule, le catarrhe fluxionnaire érythémateux, se trouvent bien des eaux sulfureuses. De là l'importance très-grande pour le médecin de rechercher quelle a pu être la cause de l'affection catarrhale, quelle est sa nature. Cet examen doit être considéré comme très-utile, et j'ai eu trop souvent à m'en louer pour que, à l'arrivée de chaque malade à l'établissement, je ne manque pas de me livrer à un examen minutieux des actes antérieurs de la vie de chaque malade.

J'interroge les anciennes habitudes, les maladies qu'il a éprouvées, le genre de travail auquel il s'est livré et les antécédents de sa famille. Il est rare que cet examen, renouvelé à plusieurs reprises, ne me mette pas sur la voie de la cause principale qui, sans cela, serait restée inconnue. Une fois la cause reconnue, et le tempéramment et la constitution du malade bien étudiés, je prescris le traitement qui doit être employé.

Les affections catarrhales chroniques peuvent être liées à trois causes diathésiques principales : 1° diathèse rhumatismale scrofuleuse et herpétique, donnant lieu à une expectoration différente et caractéristique ; ainsi le catarrhe rhumatismal produit une sécrétion mucoso-séreuse qui succède à des quintes de toux sèche et qui ne devient humide qu'à la fin de la quinte. Le catarrhe, lié d'abord à la scrofule, donne lieu à une sécrétion mucoso-albumineuse et puriforme avec le boursouflement granuleux de la muqueuse qui appartient à la scrofule et que l'on observe si bien dans les pharyngites granuleuses.

Le catarrhe dû à la diathèse herpétique a pour caractère la fluxion sèche de la muqueuse ou quelquefois la fluxion des follicules de la muqueuse accompagnés d'une sécrétion glaireuse. Dans ces différents catarrhes pulmonaires, l'indication des eaux sulfureuses est la même, et c'est là où est leur utilité spéciale, leur véritable triomphe ; seulement le mode d'administration diffère ainsi qu'on va le voir.

« Le catarrhe pulmonaire rhumatismal, dit M. Astrée,
» pourrait être traité avec avantage dans les divers établisse-
» ments thermaux où l'on guérit le rhumatisme, quelle que soit
» la nature de l'eau ; seulement le succès sera plus certain,
» plus rapide par une eau sulfureuse, à cause de la modifi-
» cation hypercrinique toute spéciale du soufre sur la peau
» et la muqueuse bronchique. » La double action excitante

et altérante de l'eau sulfureuse d'Allevard en fait, en quelque sorte, un spécifique physiologique et thérapeutique qui agit, et sur la surface cutanée et sur toute la muqueuse, non-seulement pendant le traitement thermal, mais encore longtemps après qu'on a cessé l'usage des bains, des douches, etc. Ainsi, pour combattre cette forme catarrhale, l'eau sera prise en boisson, les bains devront être un peu chauds; les douches, les bains de vapeurs, en provoquant une forte dérivation sur la peau, en déterminant des transpirations abondantes, déplaceront la fluxion, et, si à ce traitement dérivatif vient se joindre le séjour prolongé des malades dans les salles d'inhalation de vapeurs sulfureuses qui agissent directement sur les muqueuses malades, on conçoit facilement que ce traitement devra nécessairement conduire à de très-bons résultats.

Le catarrhe chronique dû à une diathèse scrofuleuse exige un autre traitement et présente encore une forme morbide contre laquelle l'eau sulfureuse d'Allevard a une action toute spéciale due à la présence de l'iode contenue dans cette eau minérale qui en fait un moyen thérapeutique altérant très-puissant. Les bains seront plus prolongés et les douches fréquentes sans être suivies de fortes transpirations. Les malades séjourneront de préférence dans la salle d'inhalation gazeuse. Dans ces cas de pharyngite granuleuse, les malades se trouvent très-bien de l'usage de douches tièdes d'abord, puis froides plus tard, dirigées directement sur la muqueuse pharyngienne. L'action de ces douches locales directes est aidée par la dérivation que produisent les douches chaudes administrées sur la nuque et autour du cou. Ce traitement ne tarde pas à faire diminuer les granulations, puis le boursouflement de la muqueuse. Pour cela, le traitement thermal exige au moins un mois de séjour pour le malade. Ces injections réussissent également très-bien chez les enfants atteints de pharyngite chronique avec hypertrophie des amygdales. Chaque année, il vient à Allevard un grand nombre de ces enfants qui, sous l'influence du traitement thermal, guérissent rapidement. Le catarrhe pulmonaire chronique, lié à la diathèse herpétique, est beaucoup plus fréquent qu'on ne le croit ordinairement. Combien de fois ai-je vu des exzemas, des psoriaris, des impeligo, même des lycher survenir chez des malades à Allevard, alors que le traitement thermal provoquait chez eux une très-forte poussée. Interrogés par moi, ils avouaient alors avoir eu dans le temps quelque chose à la peau qui avait disparu, et c'est ainsi que, en rappelant leurs souvenirs, ils reconnaissaient que leur toux datait de la disparition de cet exantium.

En relisant les nombreuses observations que j'ai recueillies, je suis étonné de cette fréquence alternative de dartres et de catarrhes. Ces catarrhes s'accompagnent ordinairement d'une sécrétion visqueuse peu abondante, ressemblant assez bien à une solution de gomme arabique et succédant à une toux sèche, pénible, accompagnée de dyspnée assez fréquente. Dans ces cas, les follicules seuls de la muqueuse, qui prend une coloration lie de vin, sont hypertrophiés. C'est dans les fosses nasales, le pharynx, la bouche, alors que la muqueuse de ces parties est atteinte, que l'on peut voir cette coloration et cette hypertrophie qui sont pour moi, avec la sécrétion gommeuse, les vrais caractères de cette affection catarrhale. Ces faits m'ont conduit à admettre que, de même que la surface cutanée était le siége d'affections dartreuses, herpétiques, de même les muqueuses pouvaient en être aussi atteintes. D'ailleurs, ne voit-on pas souvent à la surface du corps des dartres humides ou sèches exister en même temps que ces toux sèches, ces asthmes secs, ces chaleurs sèches, ces sensations d'aridité dans la poitrine dont se plaignent alors les malades? Tous ces phénomènes n'indiquent-ils pas de la manière la plus positive qu'il peut exister des affections herpétiques sur les muqueuses bronchiques comme on les remarque sur la surface cutanée? N'est-ce pas dans ces cas où l'eau d'Allevard, si puissante contre les affections cutanées, doit être considérée comme un véritable spécifique qui agit sur la peau par les bains et sur la muqueuse pulmonaire par l'inhalation des vapeurs sulfureuses et des autres principes altérants qui sont entraînés avec ces vapeurs et qui, absorbés par la muqueuse, passent rapidement dans la circulation, après avoir exercé sur la muqueuse un véritable effet topique. Les bronchorrées, affections essentiellement chroniques, sont le plus souvent liées au rhumatisme, aux dartres.

Le catarrhe chronique n'est pas toujours lié à une diathèse; il succède quelquefois à une inflammation aiguë qui a laissé après elle une irritation de la muqueuse avec sécrétion trop abondante. Cette forme catarrhale est encore plus facile à guérir que les précédentes.

L'eau sulfureuse d'Allevard, presque identique à celle de Bonnes, a la même propriété que cette dernière prise en boisson et à petites doses. L'eau d'Allevard fait cesser les hémoptysies, tandis qu'à hautes doses elle donne lieu à des phénomènes d'hyperémie. Prise sous forme d'inhalation, elle facilite l'hypersécrétion muqueuse, l'active d'abord, puis la fait diminuer et tarir. Après que les sueurs, l'expectoration abondante, la poussée ont purgé l'économie, les muqueuses reviennent à l'état normal. Ne doit-on pas considérer comme spécifique cette petite fièvre qui arrive à Allevard après quelques jours de traitement, fièvre qui semble ramener l'affection catarrhale à un léger état aigu, qui paraît destinée à faire mûrir promptement le catarrhe et à favoriser l'expectoration ? Ces phénomènes si remarquables ne sont-ils pas semblables à ceux que déterminent les Eaux-Bonnes et qu'avait si bien signalé Bordeu ?

Tel est le mode d'action de l'eau sulfureuse d'Allevard dans les catarrhes et pulmonaires chroniques, soit qu'ils aient succédé à une inflammation aiguë, soit qu'ils se rattachent à une des diathèses dont nous avons parlé.

Ce traitement, que nous avons vu varier dans les diverses affections catarrhales, sera bien plus différent dans ces sortes de catarrhes accompagnés d'un état subaigu lié à d'anciennes inflammations des poumons, à la présence des tubercules, et qui caractérisent la phthisie à tous ses degrés.

La présence des tubercules dans les poumons tend constamment à déterminer dans le parenchyme pulmonaire qui les environne une fluxion phlegmasique toujours disposée à prendre la forme aiguë et qui entretient ces toux sèches, pénibles, indices de la présence des tubercules, et qui développe ces névroses pulmonaires si rebelles aux moyens ordinaires de la médecine. On conçoit que dans ces cas-là, le traitement thermal ne doit plus être le même que celui des catarrhes diathésiques, que l'excitation doit être remplacée par un moyen sédatif émollient, tel que celui que fournit l'usage des salles d'inhalation de vapeurs sulfureuses, qui réunissent le double effet des émollients et des sédatifs, associés à un résolutif très-doux, qui ont pour but de calmer cette inflammation et de diminuer l'éréthisme nerveux qui l'accompagne.

La marche de ces catarrhes pulmonaires n'est pas toujours la même; elle est plus souvent irrégulière. Ils s'accroissent ou diminuent sous les moindres influences de la température. Ils s'aggravent ordinairement pendant l'hiver et le printemps, et diminuent ou disparaissent même pendant les chaleurs. La sécrétion muqueuse qu'ils fournissent varie souvent et peut amener des troubles plus ou moins graves, suivant son abondance et son ancienneté. Elle n'est souvent accompagnée d'aucune douleur; cependant, quelquefois, les malades se plaignent d'un sentiment de douleur intérieure, et lorsqu'elle existe depuis plusieurs années, elle peut épuiser les malades, troubler les digestions, faire perdre l'appétit, amener la maigreur, puis le marasme, et enfin la mort.

Ils ne produisent pas toujours ainsi des troubles fonctionnels, car ils peuvent exister en même temps avec la santé, surtout si la sécrétion est peu abondante et si la maladie est intermittente.

Chez les individus lymphatiques, scrofuleux, usés par les excès; chez les jeunes personnes chloro-anémiques, les catarrhes ne sont pas toujours simples et sont souvent accompagnés de lésions graves du parenchyme pulmonaire, ce qu'annoncent un amaigrissement lent et progressif, des douleurs dans la poitrine, des troubles fonctionnels, tels que l'étouffement, la respiration courte, la marche difficile, etc., phénomènes qui font soupçonner ces terribles complications suivant que le catarrhe a son siége sur telle ou telle muqueuse; les troubles fonctionnels qui en sont la conséquence varient ainsi que le traitement. On comprend que les catarrhes des yeux, du nez, des oreilles, de la poitrine, des intestins, de l'utérus, de la vessie, exigent des traitements différents.

L'expérience m'a démontré que plus le catarrhe était exempt de toute complication phlegmasique, plus les bons effets des eaux étaient rapides et certains. Dans les catarrhes accompagnés de toux sèche nerveuse, dans les laryngites, les laryngo-bronchites, les inspirations de vapeurs sulfureuses réussissent le plus ordinairement à Allevard.

L'asthme sec, les toux sèches sans expectorations, certaines névroses pulmonaires, la phthisie, sont rapidement soulagés par l'usage des salles d'inhalation de vapeurs.

Pour constater l'efficacité des inspirations des vapeurs sulfureuses et iodées chez les asthmatiques, il suffit de voir leur action sur le malade peu d'instants après son entrée dans les salles d'inhalation. Dès qu'il se trouve au milieu de cette atmosphère, on le voit insensiblement faire de longues inspirations; les parois de la poitrine se dilatent progressivement, et après quelques instants, il respire à pleine poitrine; il ne tousse plus. Il semble que les poumons sont avides de cette vapeur qui en dilate et pénètre les vésicules, et le malade éprouve un bien-être indicible. Il est rare qu'après un mois de ce traitement, l'asthme ne soit pas, si non guéri, au moins très-notablement amélioré.

Les vapeurs sulfureuses, portées ainsi directement sur la surface de la muqueuse bronchique, agissent à la manière des émollients et des résolutifs. Après quelques jours de l'usage des émanations des vapeurs sulfureuses, la toux devient plus humide, une expectoration se manifeste, quelquefois abondante, et amène bientôt la résolution de la phlegmasie chronique. C'est alors que la toux diminue ainsi que l'expectoration et finissent toutes les deux par disparaître en même temps.

La laryngite chronique, quelle qu'en soit la cause, est aussi favorablement modifiée par l'eau sulfureuse d'Allevard que les catarrhes bronchiques. Il en est de même des blennorrhées et de la leucorrhée vaginale si souvent liées à un vice herpétique, à la scrofule.

Quant au catarrhe utérin simple ou lié à un engorgement de l'utérus, les faits si nombreux de guérisons obtenues à Allevard y attirent chaque année un grand nombre de malades atteints de ces affections. Il en est de même du catarrhe vésical, que les injections sulfureuses modifient rapidement.

Il est encore une sorte de toux qui cède rapidement à l'action de l'eau d'Allevard et de l'inhalation de ses vapeurs : je veux parler de cette petite toux consécutive à la coqueluche chez les enfants, qui est accompagnée d'un léger éréthisme nerveux, et qui est souvent l'origine de l'asthme chez les enfants. Les faits très-nombreux que je possède m'ont démontré que, dans ces cas, l'eau d'Allevard était un véritable spécifique.

Il serait facile de multiplier les observations d'asthmes guéris à Allevard; mais nous nous contenterons d'en rapporter deux qui indiqueront la manière dont le traitement thermal est dirigé dans cette affection.

PREMIÈRE OBSERVATION.

ASTHME SEC.

M. C...., de St-Vallier (Drôme), âgé de 12 ans, du tempérament sanguin, d'une constitution assez bonne, est atteint, depuis 15 mois, d'accès d'asthme revenant deux fois par mois, et caractérisés par des spasmes des muscles pectoraux, par la parole embarrassée, une toux fréquente, une agitation extrême, un état d'anxiété inexprimable et une très-grande suffocation. Divers traitements ont été essayés par le médecin du lycée de Tournon. Tous les moyens ayant échoué, M. le docteur Bonnet, de Lyon, conseille l'usage des eaux d'Allevard, où le jeune enfant arrive le 8 juillet 1853, accompagné de sa mère.

N'ayant constaté aucune lésion du cœur, je conseille le traitement suivant :

Du 9 juillet au 14, usage de deux demi-verrées d'eau sulfureuse tiède, matin et soir, coupées avec le lait. Chaque jour, un bain sulfureux de 20 minutes, à 32 degrés centigrades;

précédé et suivi d'un bain de jambes de 6 minutes de durée et dans l'eau sulfureuse à 42 degrés. En sortant du bain, le malade est porté dans la salle d'aspiration de vapeurs, où il séjourne pendant trois quarts d'heure.

Pendant ces cinq jours, le malade suit son traitement sans éprouver le moindre changement à son état normal, tel qu'il existe dans l'intervalle des crises.

Du 15 au 20, la boisson est portée à la dose de deux verrées le matin et d'une le soir. Il prend ses bains d'une durée de 40 minutes, en les faisant toujours précéder et suivre de bains de pieds. En sortant du bain, il est porté dans un cabinet de douches, qu'il reçoit sur toute la surface du corps sous forme d'affusion et pendant la durée de laquelle il respire les vapeurs sulfureuses. En en sortant, il est placé dans le maillot et porté dans son lit, où une abondante transpiration se manifeste et dure pendant une heure. Dans l'après midi, il va passer une heure dans la salle d'inhalation gazeuse.

Du 20 au 25, le traitement consiste en trois petites verrées le matin et une le soir, en bains pris comme les précédents, en douches administrées tous les deux jours et suivies de transpirations. Chaque jour où il prend la douche, il passe de une heure à deux heures dans la salle d'inhalation gazeuse, et les autres jours, en sortant du bain, il va passer deux heures dans la salle d'inhalation de vapeurs.

Le 24 au soir, le malade est pris de frissons; la fièvre arrive accompagnée de l'accès d'asthme, qui diminue au bout de 10 heures. La fièvre persiste jusqu'au 26, et il survient alors une transpiration très-abondante et une éruption miliaire sur toute la surface du corps. Cet état persiste jusqu'au 28, et à dater de ce jour toute la surface de l'épiderme s'exfolie; le 29, le malade reprend son traitement qu'il poursuit encore pendant 20 jours, en passant chaque jour trois heures dans la salle d'inhalation, dont deux heures le matin dans les vaporarium et une heure le soir dans la salle d'inhalation gazeuse.

Lors de son arrivée, la peau du jeune malade était sèche, sans perspiration. A son départ, elle a repris de la souplesse; elle est humide, et la transpiration se fait facilement. Il est donc évident que les fonctions cutanées se sont rétablies.

Au mois de mai 1854, dix mois après ce traitement, j'ai revu la mère de l'enfant. Elle m'a annoncé que son fils était complètement guéri; qu'il avait passé un très-bon hiver; que l'asthme n'avait pas reparu et que sa constitution s'était bien raffermie.

ASTHME CONSÉCUTIF A LA COQUELUCHE.

Le jeune G...., de Lyon, d'un tempérament lymphatico-sanguin, âgé de 8 ans et demi, d'une constitution délicate, a eu, en 1850, une coqueluche intense qui a duré pendant tout l'hiver de 1850 à 1851. Au printemps, les accès de toux de la coqueluche sont devenus de plus en plus rares et semblaient avoir à peu près disparu, lorsqu'il survint, au mois de mai, des accès d'asthme intermittent, revenant tous les 8 à 10 jours. L'enfant, qui avait repris un peu de forces depuis la fin de la coqueluche, recommença bientôt à maigrir, à perdre l'appétit. Son visage pâlit et il fut évident que l'hématose se faisait mal. Divers moyens furent employés par M. le docteur Bonnet jusqu'au 10 juillet; époque à laquelle, voyant que la maladie tendait à s'aggraver, que la santé du petit malade s'affaiblissait, prescrivit l'usage des eaux d'Allevard. Le 20 juillet, l'enfant arriva à Allevard, et après avoir constaté qu'il existait une petite toux sèche; que la respiration faisait entendre quelques-uns des bruits de l'asthme qui ne disparaissait pas complétement dans l'intervalle des accès; qu'il n'y avait aucun des caractères pouvant annoncer l'existence de tubercules, je conseillai le traitement suivant :

Boissons à petites doses coupées avec du lait de chèvre; demi-bain peu chauds, de 20 minutes, précédés et suivis de bains de pieds à 40 degrés, de 8 minutes; quelques douches générales à 40 degrés, suivies de transpirations modérées, et tous les jours, séjour, depuis une demi-heure jusqu'à 3 heures, dans la salle d'inhalation de vapeurs.

Au bout de 5 jours, il y eut une crise semblable aux précédentes; 7 jours après, il en survint une autre moins forte et suivie d'une expectoration muqueuse très-abondante. Depuis lors, toutes les crises cessèrent et n'ont plus reparu. Le petit malade a retrouvé une bonne santé. Son traitement a été de 34 jours.

Études pathogénésiques sur la salle d'aspiration gazeuse et de ses effets physiologiques dans les affections chroniques de la poitrine.

Les observations recueillies par les médecins inspecteurs des eaux sulfureuses ont démontré que l'effet physiologique de l'inhalation du gaz sulfhydrique était une action sédative marquée, lorsque cette inhalation était peu prolongée. Suivant M. Trousseau, « il est certain que le système nerveux et le

» sang sont particulièrement influencés par ce gaz qui a une
» vertu stupéfiante très-manifeste. D'après cela, on conçoit
» qu'il diminue l'excitation fluxionnaire du poumon dans
» les catarrhes chroniques et dans les phthisies commen-
» çantes, et par là s'expliquent les heureux effets des eaux
» sulfureuses dans les maladies dont nous venons de parler. »

On conçoit donc que les toux sèches, les névroses pulmonaires, les phthisies, l'asthme, se trouvent très-bien de ce traitement. Aussi les malades retirent-ils de leur séjour dans cette salle un bien-être incontestable. Les malades ne sont pas obligés de se déshabiller avant d'y entrer, comme ils le font en pénétrant dans les salles de vapeurs. Ils peuvent s'y livrer à la lecture et les dames y broder, y faire la conversation. Enfin cette salle, dont la température est analogue à celle de l'air extérieur et ne renferme pas de vapeurs, permettant aux malades d'y entrer à toute heure du jour avec toute espèce de toilette, possède deux conditions très-importantes aux eaux : l'utile et l'agréable.

Je crois donc devoir donner ici le résultat des expériences faites par un habile praticien, M. le docteur Clerc, sur lui-même, atteint d'une bronchite chronique avec dyspnée et d'une lésion organique du cœur liée à un rhumatisme ancien, et par le docteur Marcon, atteint de phthisie au 1er degré.

DEUXIÈME OBSERVATION.

M. le docteur Clerc, chevalier de la Légion-d'Honneur, âgé de 54 ans, d'un tempérament sanguin, d'une constitution délicate, atteint d'une bronchite chronique avec dyspnée, compliquée d'une affection organique du cœur et de douleurs rhumatismales, a expérimenté ainsi sur lui-même l'action de cette salle d'aspiration.

« Le 20 juin 1853, pendant les cinq premières minutes de séjour dans la salle d'aspiration, légère chaleur dans le larynx, un peu d'amertume dans la bouche. Les cinq minutes suivantes, pesanteur de tête, envie de tousser. Quelques minutes passées au grand air suffisent pour faire disparaître ces phénomènes.

» Le 21 juin, mêmes séries d'expériences, mêmes résultats. Les 22 et 23, séjour de 25 minutes dans la salle d'aspiration, résultat identique à celui des 20 et 21, moins la céphalalgie. La toux est calmée, sensation d'une douce et agréable chaleur dans la poitrine. Pendant la nuit, il survient un peu de toux et quelques stries de sang dans les crachats. Pour faire disparaître l'irritation produite par ce traitement, le malade fait, pendant la journée, quelques aspirations de vapeurs sulfureuses tièdes.

» Les 24 et 25, séjour de 15 minutes dans la salle, mêmes résultats que les jours précédents : la toux habituelle du malade diminue sensiblement; les crachats ne contiennent plus de sang; ils sont légèrement colorés en gris, présentent une réaction alcaline et contiennent du sulfure de sodium. Les 26 et 27, mêmes résultats; aspirations pendant le jour de vapeurs tièdes.

» Les 28, 29 et 30, toujours les mêmes effets; le malade se trouve notablement soulagé.

» Du 1er au 30 juillet, le malade continue ce traitement, et sa toux et sa dyspnée ont presque disparu. Ce traitement a calmé également les pulsations du cœur.

» De ces faits bien observés et qui toujours ont été similaires, dit le docteur Clerc, je conclus : 1º que l'aspiration à la température extérieure, par conséquent presque froide du gaz sulfhydrique et de l'iode, tels qu'ils se dégagent de la source d'Allevard, est sédative sur la circulation, sur le système des voies aériennes; 2º que cette aspiration, alternée avec celle de l'eau minérale vaporisée, en tempère l'énergie.

» Je pense, dit l'observateur, que pour obtenir tout ce que la thérapeutique a justement droit d'attendre de l'aspiration du gaz sulfhydrique et de l'iode dans les affections chroniques des voies respiratoires; même dans la phthisie au 2e degré, on doit associer à ces principes, dans la journée, l'inhalation des vapeurs sulfureuses tièdes des vaporarium. »

TROISIÈME OBSERVATION
RECUEILLIE SUR LUI-MÊME PAR LE DOCTEUR.

CATARRHE BRONCHIQUE CHRONIQUE.

M. Marcon, docteur en médecine, d'un tempérament lymphathique, d'une constitution délicate, âgé de 36 ans, a eu une fièvre catarrhale. La toux a continué et n'a fait qu'augmenter pendant l'hiver, s'accompagnant d'une expectoration abondante et épaisse. Il a maigri et a perdu un peu de ses forces.

Au mois de juillet 1852, il est arrivé à Allevard et y a suivi un traitement complet, pendant lequel il a fait usage de la salle d'inhalation gazeuse froide, conjointement aux autres moyens balnéaires. Il m'a laissé ses observations que je transcris ici :

« Le 12 juillet, pendant les dix premières minutes de séjour dans la salle d'aspiration, amertume de la bouche, légère sensation styptique au pharynx, chaleur douce dans l'intérieur de la poitrine, légère envie de tousser, pesanteur de tête, phénomènes qui disparaissent peu à peu.

» Le 13, nouveau séjour d'une demi-heure; mêmes phénomènes que la veille; expectoration abondante avec odeur de sulfure de potasse.

» Le 14, séjour de trois quarts d'heure; pas de douleurs de tête; amertume de la bouche; sentiment de légère chaleur dans la poitrine, expectoration abondante avec odeur de soufre; crachats alcalins; présence du soufre dans les crachats.

» Les 15 et 16, séjour d'une heure; mêmes phénomènes; expectoration moins abondante; toux un peu sèche.

» Les 17 et 18, même durée de séjour dans la salle d'inhalation; gêne légère dans la respiration; sensation de chaleur interne; constriction à la gorge; peu d'expectoration et moins épaisse.

» Les 19 et 20, repos de tout traitement; fièvre légère; apparition de la poussée sous forme d'urticaire.

» Les 21 et 22, moins de fièvre; l'éruption est développée; séjour d'une demi-heure seulement dans la salle gazeuse.

» Les 23 et 24, le traitement thermal recommence; l'expectoration est revenue, mais moins épaisse; moins de gêne dans la respiration; plus de fièvre.

» Les 25 et 26, inhalation de trois quarts d'heure, par séance de dix minutes; moins de toux, moins d'expectoration; le sommeil est revenu ainsi que l'appétit.

» Les 27, 28 et 29, mêmes phénomènes.

» A dater du 30 jusqu'au 16 août, jour de départ du malade, la toux va en diminuant, l'expectoration diminue et est redevenue acide; il se trouve beaucoup mieux.

» De cette observation, dit le docteur Marcon, je conclus que l'action du gaz sulfhydrique respiré consiste à déterminer d'abord un léger embarras du cerveau qui disparaît très-vite et, après quelques jours, ne revient plus; que l'inhalation de ce gaz produit un effet sédatif marqué sur les muqueuses pulmonaires, une légère sensation de chaleur dans la poitrine, qui détermine une excitation douce qui a pour effet de modifier l'état de la phlogose chronique des muqueuses et, par conséquent, les sécrétions qu'elles fournissent, et enfin de les guérir. »

QUATRIÈME OBSERVATION.

Mme D***, de Lyon, âgée de 26 ans, d'un tempérament lymphatique, d'une constitution délicate, assez bien réglée, arrive à Allevard, le 28 juillet 1853. Amaigrissement, toux sèche, fréquente, dyspnée, essoufflement à la marche; la percussion fait entendre un son mat à la région sous-claviculaire droite et s'étendant à la région de l'omoplate; partout ailleurs le son est normal; l'auscultation fait entendre un affaiblissement marqué du bruit respiratoire, inspiration faible, bruit respiratoire rude, expiration prolongée, soufflante. Il est évident que ces symptômes indiquent la présence des tubercules en ce point. Il y a six mois, le malade a eu une hémoptysie légère. La maladie date de seize mois.

Le traitement consiste en deux demi-verrées coupées avec du lait. Elle prend des demi-bains et des bains de jambes. Le 30 juillet, elle commence à passer une demi-heure dans la salle d'aspiration gazeuse; elle y respire facilement; léger mal de tête; sensation légère d'amertume dans la bouche.

Les 31 juillet et 1er août, elle y passe trois quarts d'heure, par séance de dix minutes; elle n'éprouve qu'un léger embarras dans le cerveau; pas de chaleur dans la poitrine; respiration facile.

Les 2, 3 et 4, même séjour, mêmes phénomènes.

Les 5 et 6, elle veut augmenter la durée de son séjour dans la salle; malgré mon avis contraire, elle persiste dans son idée; le soir, elle me raconte qu'elle éprouve une chaleur assez vive dans la poitrine, que la toux est plus forte et toujours sèche; d'ailleurs pas de symptômes d'hémoptysie. Je prescris le repos pour les 7 et 8.

Les 7 et 8, repos; les symptômes de la veille disparaissent.

Le 9 et le 10, séjour de trois quarts d'heure, en trois séances espacées, dans le cours de la journée. Loin d'en être fatiguée, elle en éprouve du soulagement. A dater de ce moment, je fais continuer ainsi le traitement et, après un mois de séjour à l'établissement, la malade se sent plus forte; elle est moins maigre, moins essoufflée; la toux a diminué et est accompagnée d'une sécrétion muqueuse. J'ai revu cette malade en 1854; elle a fait une saison nouvelle à Allevard, et l'auscultation m'a permis de constater, sinon la guérison radicale, au moins une amélioration si marquée que la malade peut espérer guérir.

Tous les faits, que j'ai obtenus à Allevard, d'amélioration et de guérison, d'affections catarrhales graves et de phthisie guéries ou curagées, m'ont conduit à démontrer que l'on peut se poser la question suivante et même la résoudre :

La phthisie peut-elle être guérie par les eaux sulfureuses, et en particulier par l'eau sulfureuse et iodée d'Allevard, au moyen de ses salles d'inhalation ?

Existe-t-il, parmi les médecins qui, dans leur carrière médicale, ont assisté aux longues agonies des phthisiques, qui ont toujours vu leurs souffrances se terminer par la mort, et qui, par l'autopsie, ont constaté les énormes désordres causés par cette terrible maladie ; en existe-t-il un seul qui n'ait pas été frappé de découragement ? Ne semble-t-il pas qu'il soit impossible de remédier à ces vastes désordres ; à ces indurations étendues, où toute organisation normale paraît avoir disparu ; à ces infiltrations séreuses et purulentes ; à cette transformation du tissu pulmonaire en une masse concrète grisâtre, où le scalpel, le microscope, ne démontrent ni vaisseaux, ni filets nerveux ; à ces cavernes parfois si vastes et si nombreuses, dans lesquelles s'amasse et se putréfie un liquide purulent ou puriforme ?

Les lésions si remarquables du foie des phthisiques que l'anatomie pathologique nous a démontrées, la présence des tubercules dans les divers organes, la fièvre hutique, la cachexie tuberculeuse, qui compliquent encore l'état de ces malades ; tous ces désordres ne semblent-ils pas encore augmenter cette impossibilité curative ?

Cependant, il était réservé à l'illustre inventeur de l'auscultation, à Laennec, de démontrer le premier que la phthisie et les désordres qui l'accompagnent pouvaient, dans quelques cas, être guéris.

Ce savant observateur a clairement démontré que les tubercules ramollis peuvent être éliminés, que la cavité, résultat de cette évacuation, pouvait être tapissée par une sorte de membrane muqueuse, ou bien que cette cavité pouvait se cicatriser, et qu'enfin ces concrétions tuberculeuses pouvaient, dans certains cas, se pénétrer de phosphate ou carbonate calcaire et se changer ainsi en concrétions inertes pouvant séjourner impunément dans le poumon.

Depuis lors, des faits nombreux ont été recueillis, et les belles recherches de MM. Andral et Grisolle sont venues démontrer la vérité que Laennec avait annoncée le premier.

L'observation permet donc d'admettre comme possible la guérison de productions tuberculeuses dans les poumons. D'ailleurs, combien de praticiens ont vu les symptômes les plus évidents de la phthisie se déclarer, se développer pendant des mois et des années, reparaitre ensuite après un temps plus ou moins long, et suivre une marche prompte et funeste. N'est-il pas évident que, dans ces cas-là, certaines masses tuberculeuses pulmonaires se sont guéries de la même manière que l'on voit les ganglions cervicaux, pénétrés de tubercules, se ramollir, se transformer en abcès, et la cavité qui en est la conséquence se cicatriser? D'ailleurs, les tubercules des os ne sont-ils pas susceptibles de se guérir? Et pourquoi n'en serait-il pas de même des tubercules pulmonaires?

Un grand nombre d'autopsies faites à la Salpêtrière ont démontré de la manière la plus évidente que, chez un certain nombre de vieillards, les tubercules isolés dans les poumons sont, plus fréquemment qu'on ne le pense, susceptibles de se terminer par des cicatrices et par des indurations crétacées.

Les faits qui ont été bien observés ont appris que, si la phthisie pouvait être guérie, cette guérison ne devait être espérée que dans les cas où les tubercules sont en petit nombre, disséminés et isolés, où un seul des poumons est atteint, où le foie n'est pas malade, où la rate et les intestins ne sont pas atteints d'ulcérations tuberculeuses.

De même que l'eau d'Allevard réussit dans les diathèses scrofuleuses, dartreuses et rhumatismales, de même elle produit de bons effets dans la diathèse tuberculeuse, affection essentiellement héréditaire, caractérisée par la formation et l'évolution d'un produit spécial non organisé, le tubercule, qui se développe le plus ordinairement dans le poumon sous les formes miliaires, de tubercule cru, ramolli ou enkysté. Il s'accompagne, chez les individus qui en sont atteints, d'un état cachectique caractéristique, et dispose les parties qui l'avoisinent à la congestion, à l'inflammation. Dans sa marche, il se ramollit et se fond en suppuration; d'abord le centre du tubercule prend une apparence caséeuse demi-liquide, puis se transforme en un liquide puriforme. Dans son ramollissement, les parties voisines du parenchyme pulmonaire tombent aussi en suppuration.

La diathèse tuberculeuse se rattache à la scrofule, et tout porte à penser qu'elle en dérive. Elle se divise en deux formes : l'une générale et l'autre locale. Dans la première, les tubercules sont disséminés dans tous les organes. Elle est alors accompagnée d'une cachexie générale qui détermine rapidement la mort. Dans la forme locale, un seul organe paraît atteint, et s'il est peu essentiel, les accidents sont moins graves.

La marche des tubercules est lente en général, et l'on voit beaucoup de phthisiques vivre ainsi pendant plusieurs années.

Quelquefois sa marche est très-rapide et la maladie revêt une forme aiguë, pendant laquelle des bronchites, des pneumonies partielles entretiennent un état congestif, fluxionnaire phlegmasique autour des tubercules, hâtent leur évolution et par conséquent leur ramollissement et leur fonte purulente. Dans la phthisie, ce n'est pas le tubercule qui détermine la mort, ce sont les accidents qu'il provoque, les hémoptysies répétées, la fièvre hutique, etc.

La présence du tubercule dans le poumon produit les mêmes phénomènes qu'un corps étranger; il tend à congestionner les parties voisines, et si l'on parvient à prévenir cette congestion, la phlegmasie locale, la fluxion, il peut rester stationnaire, s'enkyster ou se transformer en un produit crétacé.

Il est donc évident que les eaux sulfureuses, qui conviennent si bien pour détruire les fluxions, les congestions, les phlegmasies chroniques, trouvent ici une juste application. L'on ne peut nier que des phthisiques aient été guéris aux Eaux-Bonnes et il en est de même pour Allevard.

Depuis quelques années, beaucoup de phthisiques sont venus à Allevard et y ont suivi le traitement thermal. Les faits que j'ai recueillis m'ont appris que le succès arrivait souvent chez les sujets lymphatiques atteints de tubercules, bien qu'ils fussent accompagnés de fluxions catarrhales abondantes, de diarrhées, de sueurs et même de fièvre hutique. Dans quelques-uns de ces cas, qui semblaient désespérés, le traitement sulfureux faisait disparaitre les fluxions, les sueurs, et même la fièvre hutique. L'excitation douce produite par le traitement thermal, l'effet émollient, sédatif de l'inhalation des vapeurs sulfureuses, l'action altérante déterminée par le soufre, l'iode et les autres principes contenus dans l'eau minérale, relèvent les forces déprimées, calment l'éréthisme nerveux pulmonaire, modifient l'organisme, rendent à la peau ses fonctions perverties, l'affranchissent de toute impressionnabilité fâcheuse aux changements de température. Ce traitement amène la résolution de l'engorgement des parties de l'organe qui entourent le tubercule, et en prévient la fonte qui sans cela aurait lieu en même temps que celle du tubercule. Il ne reste plus alors dans le poumon que des tubercules disséminés ou des excavations qui finissent par se cicatriser. Tant que de nouvelles congestions, de nouvelles phlegmasies ne surviennent pas, le tubercule reste stationnaire ou se transforme en matière crétacée; mais si de nouvelles fluxions arrivent, de nouveaux symptômes fâcheux se déclarent bien vite

Tels sont les phénomènes que détermine le traitement thermal par l'eau d'Allevard chez les phthisiques. Mais on ne doit pas perdre de vue qu'il ne faut pas attendre que les malades soient dans le marasme, dans un état d'épuisement, car alors, loin d'être utile, le traitement devient nuisible et abrège les jours du malade.

Chez les malades à tempéraments sanguins ou nerveux, le traitement doit différer essentiellement de celui des sujets lymphatiques. Dans ces cas-là, il faut se tenir en garde contre les hémorrhagies ; le traitement doit être très-doux, si l'on ne veut aider à la fluxion hémorrhagique. Il doit être plutôt dérivatif, et l'on doit principalement agir par les inspirations de vapeurs qui calment la toux sèche, l'irritation, si fréquentes chez ces malades. L'eau prise en boisson doit être administrée à de très-petites doses. Les inhalations du gaz sulfhydrique déterminent alors une action sédative et hyposthénisante des fonctions pulmonaires. Pendant le traitement thermal de la phthisie, il faut se méfier et se garder de toute excitation qui peut activer l'inflammation désorganisatrice. Il faut se méfier du mieux qu'éprouvent les phthisiques au début de leur traitement, de l'augmentation de leurs forces. Ces résultats ne sont souvent que factices et sont dus à l'excitation minérale contre laquelle il faut se tenir en garde. C'est surtout dans le premier degré de la phthisie qu'on peut croire aux bons effets des eaux. Les malades y arrivent toussant depuis un temps plus ou moins long ; le plus souvent, ayant eu des hémoptysies, facilement essoufflés, amaigris, ayant quelquefois un peu de fièvre. A la percussion de la poitrine, matité sous-claviculaire plus ou moins étendue ; à l'auscultation, respiration tantôt faible, tantôt rude, tantôt se décomposant en deux bruits ; inspiration faible et expiration soufflante, retentissement de la voix, divers bruits humides et de craquement. Voilà les principaux signes du passage du 1er degré de phthisie au 2e. En général, dans ces cas, après quelques jours de l'emploi de ces eaux, la toux augmente un peu, puis peu à peu elle diminue et cesse quelquefois complétement au bout d'un temps plus ou moins long, suivant l'intensité des phénomènes morbides. Dans ces cas heureux, les malades prennent de l'embonpoint, leur fièvre cesse ; ils respirent plus librement ; on trouve moins de matité à la percussion de la poitrine et l'auscultation fait entendre une respiration plus égale, moins rude, sans mélange de bruits anormaux.

Doit-on, dans ces cas, croire à l'absorption des tubercules ? Mais il faut admettre qu'ils ont suivi une marche rétrograde ; que l'état fluxionnaire, sub-inflammatoire des parties des poumons, au milieu desquels ils sont emprisonnés, a cessé !

C'est dans ce 1er degré de la phthisie que les aspirations de vapeurs sulfureuses et iodées conviennent essentiellement, et c'est là le triomphe des salles d'inhalation. Ces émanations sulfureuses et iodées pénètrent sans effort dans toutes les vésicules pulmonaires et, en pénétrant dans les replis les plus intimes des organes pulmonaires, y déposent leurs principes minéralisateurs qui modifient d'une manière si remarquable le tissu des poumons, sans produire cette excitation générale qui amène avec elle une réaction fébrile dont l'effet, se faisant sentir trop vivement sur les poumons malades, pourrait augmenter la phlogose et déterminer des accidents très-graves; car, dans le traitement de la phthisie, on n'a pas pour but de faire résoudre les tubercules, mais d'en arrêter les évolutions et de restituer les conditions normales au tissu pulmonaire qui les environne.

On conçoit, dès lors, que toutes les eaux sulfureuses ne conviennent pas pour combattre la phthisie; que les eaux sulfureuses alcalines sont trop excitantes, et que celles qui conviennent le mieux sont les eaux rendues sulfureuses par l'acide sulfhydrique et contenant beaucoup de barigène et de petites quantités de sels de chaux, telles que les Eaux-Bonnes, d'Allevard, de la Rallière, du Vernet, qui contiennent de l'acide sulfhydrique et de l'iode. Mais avant tout, si l'on veut que les eaux réussissent, c'est à condition de ne pas y envoyer des malades incurables, des phthisiques dans un état de consomption. Les observations de guérisons de phthisie par les eaux sulfureuses sont nombreuses, et M. Daralde en possède de nombreux exemples. J'en possède également plusieurs observations recueillies depuis la création des salles d'inhalation à l'établissement d'Allevard; car il est pour moi au-dessus de toute contestation que l'obscurité du son, la matité, la résistance au doigt, la respiration et la voix bronchique diminuent fréquemment et se dissipent souvent sous l'influence de ces vapeurs. La diminution de l'espace induré a été quelquefois telle, en vingt jours, que la ligne circonscrite des tubercules se rapprochait du centre de l'espace malade dans l'étendue de plus d'un centimètre. Pendant le reste du traitement, le décroissement devient de plus en plus sensible. Quand la phthisie est arrivée au 2e degré et au 3e, que les symptômes caractérisés par la toux, des crachats purulents, de la fièvre hectique, de l'amaigrissement assez prolongé, des évacuations alvines, liquides et abondantes, des sueurs nocturnes; que de l'hémoptysie dénotent la gravité de la maladie, on peut encore espérer de soulager et même guérir les malades, malgré qu'ils présentent de la matité à la partie supérieure des poumons, soit en avant, soit en arrière. J'ai observé quelquefois, bien que ces parties donnaient une résistance marquée, une dureté très-appréciable qu'elles présentaient au niveau des points où l'on rencontre la matité et la résistance, une respiration dure, tubaire, une voix retentissante avec plus ou moins de force, que de vastes cavernes étaient souvent rendues évidentes par les ronchus très-larges, par la respiration caverneuse et par la netteté dans l'articulation des sons vocaux; malgré que les malades expectoraient des crachats épais, opaques, purulents, arrondis ou déchiquetés, et dont l'abondance correspondait au nombre et à l'étendue des désordres que les autres moyens de diagnostic faisaient constater, le soulagement et la guérison pouvaient être obtenus. Mais si, dans ces cas, les guérisons sont rares, du moins parvient-on assez souvent à arrêter les progrès de la maladie, à l'enrayer, à retarder la fin des malades, et, comme l'a si bien dit M. Louis, l'on ne doit pas demander l'impossible, pas plus aux eaux qu'aux personnes.

Les observations suivantes, décrites avec soin, peuvent seules détruire les doutes.

CINQUIÈME OBSERVATION.

PHTHISIE AU PREMIER DEGRÉ.

M..., de La Verpillière, âgé de 23 ans, sans profession, d'un tempérament lymphatico-sanguin, d'une assez bonne constitution, m'est adressé par M. le docteur Viricel, de Lyon. Depuis l'âge de 17 ans, ce jeune homme, passionné pour la chasse, s'est livré à cet exercice avec une véritable fureur. Souvent, après avoir chassé pendant une partie de la journée dans les plaines brûlantes du Dauphiné, inondé de sueur, il entrait dans des marais où il continuait sa chasse. Il y contracta de nombreux rhumes, qu'il ne soigna jamais. Peu à peu, sa toux devint plus fréquente, sa respiration plus gênée, et, pendant l'hiver de 1849, il commença à maigrir. Au mois d'avril, il se rendit à Lyon, et M. le docteur Viricel lui conseilla un traitement et l'usage des eaux d'Allevard au mois de juin.

A son arrivée à Allevard, le 2 juillet, je constatai l'état suivant :

Léger amaigrissement, toux sèche et assez fréquente; dyspnée et essoufflement, lorsqu'il marche vite ou qu'il monte. L'auscultation et la percussion ne dénotent rien au poumon droit. Il n'en est pas de même pour le gauche : à la percussion, la région sous-claviculaire laisse entendre un son mat assez prononcé. Il en est de même en arrière, à la région de l'omoplate correspondante. Dans le reste du poumon, le son est normal. L'auscultation de la région claviculaire et de l'omoplate démontre un affaiblissement marqué du bruit respiratoire qui est rude, se décomposant en deux bruits ; l'inspiration est faible, et l'expiration soufflante et prolongée. On entend encore du râle sous-crépitant qui me paraît démontrer la présence d'une bronchite locale tuberculeuse. Le reste de l'organe est sain.

Je diagnostique la présence de tubercules au premier degré, accompagnés d'une bronchite chronique locale. Le malade n'a qu'une légère expectoration qui ne dénote rien de remarquable.

Je prescris le traitement suivant :

Boire deux demi-verrées par jour coupées avec le sirop de gomme ; bains à 34 degrés, de vingt minutes ; aspirations dans le vaporarium d'une demi-heure, matin et soir ; tous les quatre jours, on augmentera la quantité d'eau d'une demi-verrée, jusqu'à ce que la dose soit de trois verrées.

Dès le sixième jour du traitement, je conseille au malade l'usage de la salle d'inhalation gazeuse, où il fait par jour et par intervalles quatre séances de 10 minutes.

Il en éprouve un grand bien-être. Sa toux devient moins forte, moins pénible. Il respire plus facilement. Dès le dix-septième jour, il éprouve une amélioration sensible qui fait chaque jour des progrès. Il est moins essoufflé et marche plus facilement.

Le trentième, le malade étant ausculté de nouveau, je reconnais que l'amélioration continue. Le traitement est poursuivi jusqu'au 10 août. A son départ, je constate que la matité a presque totalement disparu ; que le bruit respiratoire est plus franc, plus étendu, et que les râles n'existent plus.

Ce malade est revenu l'année suivante ; il a séjourné à Allevard pendant cinq semaines, et, depuis lors, il est complétement guéri.

SIXIÈME OBSERVATION.

PHTHISIE AU DEUXIÈME DEGRÉ.

M. L..., de Loriol (département de la Drôme), âgé de 32 ans, d'un tempérament lymphatico-sanguin, d'une constitution délicate, a contracté, en 1849, une toux assez intense, ne reparaissant que pendant l'hiver et cessant en été. Chez ce malade, la toux s'est déclarée après une partie de pêche, où il resta mouillé pendant plusieurs heures. Personne dans sa famille n'est mort de maladies de poitrine. Il exerce une profession peu pénible, celle de cafetier. Pour combattre sa toux, il n'a fait usage que de tisanes émollientes.

A son arrivée, le 12 juillet 1850, je constate l'état suivant :

Amaigrissement assez prononcé ; toux fréquente ; expectoration assez abondante, muqueuse contenant quelques traces légères de pus. Il a eu plusieurs hémoptysies qui ont été caractérisées par des stries sanguines disséminées dans les crachats. Il est essoufflé très-facilement. La percussion dénote à la région latérale droite, près du mamelon du sein, une surface de 6 centimètres de diamètre, où la matité est assez sensible. Il éprouve parfois un peu de douleur en ce point.

L'auscultation de cette région laisse entendre du râle sous-crépitant, s'étendant jusque vers la clavicule. Ce râle est dû à la présence de petites excavations pulmonaires, dans lesquelles la matière tuberculeuse ramollie est agitée par l'air. Il y a un léger rhonchus. Dans l'expiration, on entend une suite de petits craquements peu nombreux et secs. Le bruit respiratoire est faible ; l'expiration est prolongée. Je conclus, de l'ensemble de ces caractères, qu'il existe des tubercules crus, quelques tubercules ramollis et une bronchite locale au côté droit de la poitrine.

Le malade est soumis à l'usage de deux demi-verrées d'eau sulfureuse coupée avec du lait. Je lui prescris de passer demi-heure, matin et soir, dans le vaporarium pour y respirer les vapeurs gazeuses et iodées à 32 degrés. Ce traitement est suivi pendant deux jours, après lesquels la quantité de boisson est augmentée d'une demi-verrée. Au dixième jour, le malade prend deux verrées d'eau et passe une heure le matin et autant le soir dans le vaporarium ; il prend une douche à 45 degrés sur les extrémités inférieures. Le douzième jour, l'auscultation et la percussion ne dénotent aucun changement dans l'état du malade ; mais, au vingtième, je constate une amélioration assez sensible : la respiration est moins gênée, le bruit respiratoire est plus fort et les craquements ont diminué ; l'expectoration est moins abondante, plus facile, et il y a moins de toux. Au vingt-troisième jour, il survient une éruption aux jambes et aux bras, avec vives démangeaisons, mais sans troubles de la circulation et sans excitation bien marquée.

Le trentième jour, j'ausculté avec soin le malade, et je trouve que l'étendue de la matité a diminué d'un tiers ; qu'elle est moins prononcée ; les râles se sont affaiblis et il n'y a plus de rhonchus ; le bruit respiratoire est plus prononcé et l'expiration moins longue. Le malade reprend un peu de tissus ; il a plus de force, et, lorsqu'il marche, il est moins essoufflé. Je lui prescris alors de continuer l'usage du vaporarium pendant une heure, dans la matinée, et de passer une demi-heure, dans l'après-midi, dans la salle d'aspiration gazeuse froide, par intervalle de dix minutes. Il poursuit son traitement ainsi modifié pendant quinze jours, après lesquels il quitte l'établissement dans un état d'amélioration remarquable. L'hiver et le printemps suivants se sont passés sans que le malade ait été plus fatigué, si ce n'est qu'au mois de mars il a encore craché du sang. Sa toux a un peu reparu, mais sans intensité. Il est revenu à Allevard le 17 juillet, et, à son arrivée, je constate que la matité est d'un tiers moins étendue que l'année précédente ; il n'y a pas de rhonchus, seulement il existe un peu de râle sous-crépitant, pas de craquements ; il marche sans être oppressé ; il n'y a pas de traces de pus dans les crachats, qui sont peu abondants et simplement formés de mucus épais. Il fait un séjour de trente-six jours à l'établissement, en continuant l'usage de l'eau en boisson, des douches sur les extrémités et des salles d'aspiration chaudes et froides. A son départ, je constate qu'il existe toujours un point du poumon, d'une étendue d'un œuf de pigeon, où il y a de la matité. Il est revenu en 1852 et a fait une nouvelle saison thermale. Depuis, il continue à se bien porter ; il a repris son embonpoint ; il n'est plus essoufflé, il ne crache plus et n'a plus de toux ; mais il conserve de la matité au point indiqué.

SEPTIÈME OBSERVATION.

PHTHISIE AU TROISIÈME DEGRÉ.

Mme R***, de Dijon, d'un tempérament lymphatique, d'une constitution délicate, âgée de 27 ans, a été toujours mal réglée. Son enfance a été pénible, quoiqu'elle n'ait cependant pas eu de maladies graves. En 1850, à la suite d'une promenade à la campagne, au mois d'octobre, elle a pris un rhume qui a duré trois mois. Lorsque la toux fut passée, il resta à cette dame une douleur assez vive à la gorge, accompagnée de cuisson et de picotements désagréables. Au printemps, cette douleur s'étendit plus bas dans la poitrine, et, au mois de mai, elle commença à tousser ; malgré tous les soins dont elle s'entoura et les traitements qu'elle suivit, la toux n'en continua pas moins, et elle fut prise de crachements de sang, qui reparurent à plusieurs reprises pendant l'été.

Pendant l'automne, la toux augmenta; l'expectoration devint plus abondante, et elle commença à être essoufflée en marchant et à maigrir. On lui appliqua divers emplâtres stibiés sur la poitrine, sans résultats. A la fin du printemps suivant, elle alla consulter, à Paris, M. Chomel, qui lui conseilla l'usage des eaux d'Allevard, où elle se rendit le 27 juin 1854. A son arrivée, je constatai l'état suivant:

Amaigrissement du corps; dyspnée fréquente, lorsqu'elle monte ou marche; fièvre revenant tous les jours, dans l'après-midi; langue rouge; toux fréquente; crachats abondants et purulents; sueurs le matin et dans la nuit; peu d'appétit.

A la percussion, la poitrine conserve le son clair qui existe à l'état normal; seulement, à la région sous-claviculaire, la sonorité est un peu plus grande, phénomène que les symptômes suivants me font reconnaître devoir être attribué à la fonte d'un tubercule volumineux ou de plusieurs tubercules agglomérés, donnant lieu à une cavité dans laquelle l'air pénètre librement.

L'auscultation me démontre, dans cette région, que la respiration caverneuse y est très-appréciable; qu'il y existe du râle crépitant et du rhonchus caverneux. En faisant parler la malade, il est facile de constater la pectoriloquie. En arrière de l'omoplate, dans la fosse sous-épineuse, l'expiration est prolongée et le bruit respiratoire est affaibli.

Ces phénomènes me dénotent qu'il existe une caverne assez étendue, au sommet du poumon gauche, et qu'il existe aussi des tubercules en arrière. L'examen du pharynx laisse présumer que l'inflammation s'étend au larynx et aux bronches.

Je conseillai à la malade deux quarts de verrée, et des aspirations de demi-heure dans le vaporarium, matin et soir.

Ce traitement fut suivi pendant 12 jours et, dès le neuvième, la fièvre se calma; elle passe alors une heure dans le vaporarium et deux heures dans le jour dans la salle gazeuse.

Au vingtième jour, l'expectoration semble avoir diminué, et les crachats sont moins purulents; la pectoriloquie est moins étendue; la respiration caverneuse a un peu diminué; il en est de même du râle crépitant. La malade est moins essoufflée en se promenant, sa toux moins fréquente; le bruit respiratoire plus fort et moins rude.

Après un traitement de 35 jours, elle quitte l'établissement, notablement soulagée; c'est-à-dire que la fièvre, la diarrhée ont cessé, qu'elle tousse et crache moins.

Elle alla passer l'hiver suivant en Italie; et, pendant cette saison et celle du printemps, elle n'eut point d'hémoptysie, et sa toux n'augmenta pas sensiblement.

Elle revint à Allevard le 20 juin suivant. La percussion et l'auscultation me prouvent qu'il existe encore une caverne au sommet du poumon; que la pectoriloquie a persisté et qu'il existe encore du râle crépitant. Les crachats, formés par un mucus épais, contiennent encore quelques traces de pus. Il n'y a ni fièvre, ni rougeur de la langue, ni diarrhée, ni sueurs nocturnes. La malade est moins maigre; elle a de l'appétit, plus de force et n'est pas essoufflée.

Elle est soumise à l'usage intérieur de l'eau sulfureuse, aux aspirations de deux heures dans le vaporarium. Dès le dixième jour, elle passe une heure dans la salle d'aspiration froide. La quantité de crachats expectorés diminue de jour en jour; l'embonpoint reparaît; les râles cessent peu à peu, et, après un séjour de 40 jours, la pectoriloquie a disparu; la malade rend peu de crachats ne contenant plus de pus. Tel est son état à son départ. L'hiver suivant n'a ramené qu'un peu de toux.

Cette malade est revenue en 1853; elle a fait une nouvelle saison, et je constate facilement que la caverne est cicatrisée. Il n'y a plus de résonnance anormale, plus de râles.

TABLEAU récapitulatif des malades atteints d'affections chroniques de la poitrine, traités à Allevard pendant les saisons de 1848 à 1853.

NOMS DES MALADIES.	NOMBRE DE				
	Chaque espèce de maladies	Malades guéris.	Malades soulagés	Partis dans le même état.	Guérisons ou soulagements survenus après.
Laryngites chroniques...	172	41	112	16	10
Bronchites chroniques...	487	167	272	48	32
Asthmes............	61	6	55	»	40
Pharingites chroniques..	262	97	128	11	»
Phthisies aux 1er et 2e degrés	69	14	31	16	»
Phthisies au 3e degré....	18	3	12	3	3
Total......	1069	328	610	94	85

CONCLUSION.

Je pourrais citer encore d'autres observations analogues à celles-ci, et qui démontreraient évidemment que la phthisie, même au 3ᵉ degré, peut être guerrie par l'eau d'Allevard. Malheureusement, les faits ne sont pas aussi nombreux qu'on le désirerait ; mais, malgré cela, dans une maladie aussi grave, on doit s'estimer très-heureux de pouvoir constater quelques guérisons.

Mâcon, imp. d'Emile Protat.

www.ingramcontent.com/pod-product-compliance
Lightning Source LLC
LaVergne TN
LVHW021000090426
835512LV00009B/1990